채소과일식의 정석

정혜림 지음

채소과일식의 정석

초판 1쇄 발행 2024년 11월 11일

지 은 이	정혜림
발 행 인	권선복
편 집	한영미
디 자 인	서보미
마 케 팅	권보송
전 자 책	서보미
발 행 처	도서출판 행복에너지
출판등록	제315-2011-000035호
주 소	(157-010) 서울특별시 강서구 화곡로 232
전 화	0505-613-6133, 010-3267-6277
팩 스	0303-0799-1560
홈페이지	www.happybook.or.kr
이 메 일	ksbdata@daum.net

값 22,000원
ISBN   979-11-93607-56-5 (13510)

Copyright ⓒ 정혜림, 2024

도서출판 행복에너지는 독자 여러분의 아이디어와 원고 투고를 기다립니다. 책으로 만들기를 원하는 콘텐츠가 있으신 분은 이메일이나 홈페이지를 통해 간단한 기획서와 기획 의도, 연락처 등을 보내주십시오. 행복에너지의 문은 언제나 활짝 열려 있습니다.

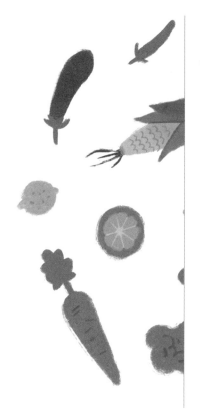
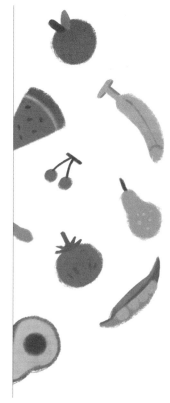

채소과일식의 정석

정혜림 지음

도서
출판 행복에너지

추천사

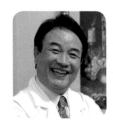

백남선

현) 포항세명기독병원 유방갑상선암센터 병원장,
이화여대여성암병원장·원자력병원장·건국대학교병원장 역임,
하버드가 뽑은 세계 100대 명의 선정

건강한 음식이 건강한 몸을 만듭니다. 정혜림 저자의 『채소과일식의 정석』은 먹거리 구입부터 음식 준비까지, 전 과정이 건강에 포커스가 맞춰져 있습니다. 이 책은 음식을 킬로리뿐 아니라 건강의 관점에서 들여다보았습니다. 전통시장과 마트에서 좋은 식재료를 선택하고, 주방에서 영양 손실 없이 음식을 준비하는 데 도움이 되는 유익한 정보를 담고 있습니다. 또한 음식이 우리 몸에서 어떻게 작용하고 배출되는지를 저자의 풍부한 경험과 자료를 통해 쉽게 풀어냅니다.

우리의 전통적인 식문화는 건강합니다. 기름에 튀기고 보존제가 들어간 가공식품 위주의 서구식 식습관은 암 발생과 깊은 관련이 있습니다. 식이 문제로 고통받는 대사성 질환자들을 위한 책과 조리 과정을 다룬 책은 이미 다수 출간되었습니다. 하지만 『채소·과일식의 정석』은 식생활 전반을 독창적으로 아우르며, 바쁜 현대인에게 좋은 식재료를 고르는 안목을 길러 실병을 예방하고 건강한 삶을 유지할 수 있도록 돕는 진정한 가이드북입니다.

정혜림 저자가 전하는 채소와 과일의 강력한 힘을 통해 독자 여러분 모두 더욱 건강하고 활기찬 일상을 누리길 바라며, 건강한 식습관으로 삶의 질을 높이고자 하는 모든 분에게 추천합니다.

채소과일식의 정석

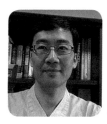

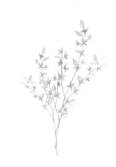

남원기
남수한의원 대표원장, 한의학 박사
저서『고혈압의 예방과 치료』외 다수

　의식동원(医食同源), 의약품과 음식은 근원이 같다는 말인 만큼
생명을 보하고 건강을 유지하는 데 먹는 것은 불가결합니다. 근
래 식단이 서구형으로 바뀌고 질환 또한 많이 유사해졌습니다.
많은 분들이 생활습관병으로 고통받고 있습니다. 잘못된 식습
관으로 생긴 질병이기에 원인을 개선해 주어야 합니다. 약으로
간단히 해결할 수 있는 문제가 아닙니다. 식생활을 돌아보아야
합니다. 바른 식생활, 자연에 가까운 식생활이 건강의 중요한
열쇠입니다.

　정혜림 저자는 그런 점을 정확히 이해하며 채소과일식의 좋
은 점을 이야기하고 있습니다. 자연식품의 영양소 그 이상의 힘
을 다루고 있습니다. 몸의 원활한 대사 기능과 해독을 도와주는
디톡스 파워와 약용성분도 강조합니다. 생명이 사라진 가공식
품 위주의 서구식 식단을 개선해야 한다고 합니다.『채소과일식
의 정석』은 저자의 소중한 경험을 통해 자연 치유력을 높여 주
는 천연 식품의 힘에 대한 책입니다. 몸을 살리고 질병을 예방
할 수 있어 추천합니다.

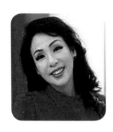

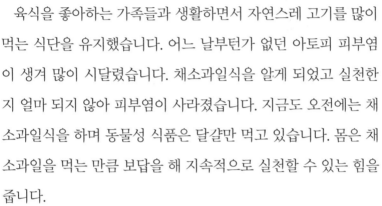

김양희
채소과일식 실천가, 소프라노, 합창단 지휘자

 육식을 좋아하는 가족들과 생활하면서 자연스레 고기를 많이 먹는 식단을 유지했습니다. 어느 날부턴가 없던 아토피 피부염이 생겨 많이 시달렸습니다. 채소과일식을 알게 되었고 실천한 지 얼마 되지 않아 피부염이 사라졌습니다. 지금도 오전에는 채소과일식을 하며 동물성 식품은 달걀만 먹고 있습니다. 몸은 채소과일을 먹는 만큼 보답을 해 지속적으로 실천할 수 있는 힘을 줍니다.

 첫 끼를 채소과일로 시작하면 이후에도 순수한 음식을 찾게 됩니다. 비타민 미네랄을 비롯한 다양한 영양성분이 많아 몸의 요구량을 충분히 채워준다고 합니다. 무언가를 계속 먹고 싶은 중독성 있는 식욕도 교정됩니다. 정혜림 저자는 『채소과일식의 정석』에서 살이 빠지고 미량 영양소로 몸의 신진대사가 원활히 되며 노화까지 막아주는 채소과일식을 소개합니다. 자연의 에너지 가득한 채소과일식은 바쁜 삶 속에서 건강도 지키며 몸과 마음에 풍요로움을 가져다주는 삶의 비법이라 추천합니다.

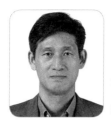

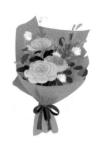

정사율

휴먼티에스에스 전무

정혜림 저자의 『채소과일식의 정석』에는 1970~80년대 소중한 우리 식문화에 대한 내용이 들어 있습니다. 흰쌀밥과 국수 등을 먹었지만 비만한 사람은 찾아보기 힘든 시기였습니다. 전통적으로 내려온 식단은 자연 친화적인 건강한 요리가 많습니다. 건강을 유지하기 위해서는 바른 식생활이 중요합니다. 저자는 가공식품 위주의 서구식 식단을 경계하고 살아있는 음식인 채소과일식의 좋은 점과 본인의 경험을 얘기합니다. 질 좋은 오메가-3와 살아 있는 효소가 풍부한 채소과일식을 통해 혈관 건강과 독소 배출을 도와주는 자연 치유 식단을 소개합니다.

건강 분야에도 많은 전문가가 있어 관리에 도움을 줍니다. 질병에 걸린 후 치료와 처치도 중요하지만 더 중요한 예방을 위해서는 다양한 분야의 경험과 노하우도 필요합니다. 병에 걸린 후 대처보다는 예방에 힘을 쓴다면 더 효율적일 것입니다. 건강에는 다른 어떤 요인보다 식생활의 영향이 크다고 생각합니다. 다이어트 등 이벤트성의 식단변화보다는 지속적으로 실천할 수 있는 건강한 식생활이 중요합니다. 책에서 채소과일식을 실천해온 저자의 오랜 경험과 노하우를 통해 건강한 식습관을 쉽게 접할 수 있어 추천합니다.

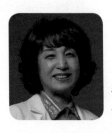
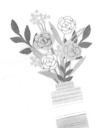

최정원

한의학박사, 허준할매 건강TV 유튜브 65만 구독자

인간의 질병과 노화를 설명하는 대표적인 가설 중 '손상이론'
이란 것이 있습니다. 이는 '활성산소'로 인해 우리 몸이 병들고
늙어 간다는 이론입니다. 활성산소 제거를 위해서는 항산화 물
질인 비타민 C, 비타민 E, 베타카로틴, 폴리페놀 등이 풍부한 식
품을 꾸준히 섭취하는 것이 중요합니다. 이런 성분을 풍부하게
함유한 대표적인 항산화 식품은 과일, 채소, 견과류 등입니다.

저자는 이 책에서 왜 채소·과일식을 해야만 하는지에 대한
친절한 설명과 함께 채소와 과일의 효능과 섭취 방법까지 구체
적으로 설명하고 이를 통해 건강을 유지하고 질병을 예방하는
방법을 제시합니다. 또한 채소와 과일에는 몸을 해독하는 비타
민, 미네랄, 항산화 성분, 파이토케미컬phytochemical이 풍부함을 설
명하고 질병을 예방하는 데 도움이 될 것임을 안내해 줍니다.

채소와 과일을 어떻게 먹어야 할지 고민하는 분들, 평상시 건
강에 관심이 있는 분들을 위해 유용한 정보를 제공할 수 있는
책인 『채소과일식의 정석』을 추천드립니다.

prologue

아이가 초등 저학년생이었을 때 "엄마, 저건 나쁜 광고이지요" 하고 말했다. TV의 방향제 광고를 보고 한 얘기였다. 방향제품도 필요한 경우가 있다. 하지만 많이 쓰면 몸에 좋지 않다는 것을 알고 사용해야 한다. 가공식품 또한 먹어도 되지만 많이 먹으면 몸에 나쁘다는 것을 알고 있어야 한다. 많게는 50가지 넘게 화학 첨가물 범벅이 된 가공식품은 값이 싸고 오래 보관할 수 있어 인기다. 하지만 그 인기의 대가는 건강을 잃는 것일 수 있다. 가공식품만 지속해서 먹으면 병에 걸린다. 몸에 필요한 영양소가 골고루 들어있는 음식이 아니기 때문이다.

미국에서도 저소득층 가정에서는 가공식품을 많이 먹는다. 쿠키나 과자 등을 대용량으로 싸게 사 쟁여두고 먹는다. 아이들의 훈육과 체벌의 수단으로 쓴다. 부유한 동네의 마트에서는 '고대 곡물' 또는 '슈퍼 푸드'란 이름의 채소·과일이 비싼 값에 팔리고 있다. 건강을 좌우하는 음식의 선택은 주방이 아닌 마트에서 결정된다. 카트에 무엇을 담느냐가 곧 우리의 건강을 좌우한다는 사실을 잊지 말아야 한다. 식품회사에 큰 이익을 남기는 비만을 유발하는 초가공식품보다는 채소·과일을 선택하자. 채소·과일에는 살아있는 효소와 비타민, 미네랄과 항산화 성분이 많아 노화를 늦추고 건강을 지켜준다.

『채식주의자』의 저자 한강에게 우리나라 최초로 노벨문학상 수상의 영예가 돌아갔다. 생명에 대한 폭력으로 얻어지는 육식은 그 자신도 죽음을 각오해야 한다. 포식자는 목숨 거는 동물의 저항에 맞서 공중제비 돌기를 수시로 한다. 그 방식은 정직해 보인다. 나는 솜털 하나 내어놓지 않으면서 최악의 폭력으로 얻어진 고기를 매일 먹으면 몸속에서는 온전할까? 한강의 소설은 우리가 쉽게 간과하는 인간과 자연의 관계를 되돌아보게 한다. 우리가 먹는 음식은 그 자체로 생명과 연결되어 있으며, 그 선택의 책임은 우리 몸에 고스란히 남는다. 서로 돕는 상생의 생태계에서 나의 본연의 자리는 자연과 공존할 수 있는 채식의 길이다.

식사가 가공식품 위주의 서구형 식단으로 바뀌면서 암도 서구형으로 바뀌고 있다. 병원에 가보면 발 디딜 틈 없이 환자들이 많다. 대형 병원일수록 더하다. 잘못된 식생활의 결과로 질병이 생기고 치료를 받는다. 병이 낫더라도 치료 과정은 환자 몸에 큰 부담을 준다. 언제든 재발할 수 있다는 불안감이 있다. 지뢰밭을 지나가듯 하나가 해결되면 또 어디서 문제가 생길지 모른다. 치료 과정은 지도 없는 길을 가는 것과 같다. 앞길이 보이지 않는다. 건강하고 활기찬 삶을 살아가는 데 목표를 세우기가 어렵다.

현대의학은 '전쟁의학'이란 말도 있듯이 응급상황에 잘 대처한다. 현대의학의 패러다임인 대증요법이므로 그렇다. 혈압과 혈당이 높으면 '약'으로 떨어뜨린다. 약으로 평생 관리하며 지내야 한다. 생활습관병 환자가 많다. 의생활도 주생활도 아닌 식생활 문제로 생긴 환자들이다. 식생활을 개선하여 고쳐야 한다. 현실적으로 병원에서 식이지도는 어렵다. 스스로가 알아야만 내 몸을 지킬 수 있다. 건강의 책임은 우리 자신에게 달려있는 것이다. 투자 결정을 남에게 맡기지 않듯이 소중한 내 몸의 건강도 내가 지켜야 한다.

필자는 채소·과일식으로 건강을 유지하고 있다. 영양제나 기능식품 등은 몸에서 거부해서 삼킬 수가 없다. 물도 덜 순수하면 바로 알아차린다. 바쁜 현대인들이 식사 준비에 사용하는 시간과 수고로움의 절반이면 훌륭한 채소·과일식을 할 수 있다. 조리 과정이 길면 길수록 영양소는 사라지고 좋은 성분은 변성되어 몸에 독소가 된다. 단순함 속에 건강의 해답이 있다. 최소의 노력으로 최대의 효과를 얻을 수 있는 방법이 있다.

　공복이 끝나고 먹는 첫 끼를 우리 몸은 스펀지처럼 빨아들인다. 순수하고 영양이 풍부한 과일을 먹어야 한다. 그것이 어렵다면 식사 시작을 과일로 하면 된다. 위장은 들어가는 순서대로 소화하므로 다른 음식과 섞여 발효되기 전에 영양소를 추출할 수 있다. 식사 내용만큼 식사 타이밍과 순서가 중요하기 때문이다. 같은 음식을 먹더라도 언제, 어떤 순서로, 몇 끼를 먹느냐에 따라 몸속 신진대사가 잘 될 수도 안 될 수도 있다. 하루 한 끼는 원물을 먹는 채소·과일식을 하자. 사과 반쪽으로 시작만 해도 몸은 보답한다. 우리의 몸은 우리가 대하는 방식에 민감하게 반응한다. 다른 누구도 아닌 고마워하는 내 몸의 소리를 듣자.

2024년 10월
정혜림

　　　　　　　　　　　　　　　　　채소과일식의 정석

chapter 3

디톡스 파워
- 채소와 과일이 당신의 몸을 청소하는 방법

chapter 4

가공식품의 함정
- 건강을 위협하는 숨겨진 적들

chapter 5

채소와 과일로 대사증후군 예방하기
- 건강 지키는 비결

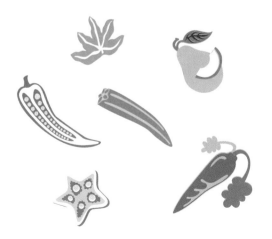

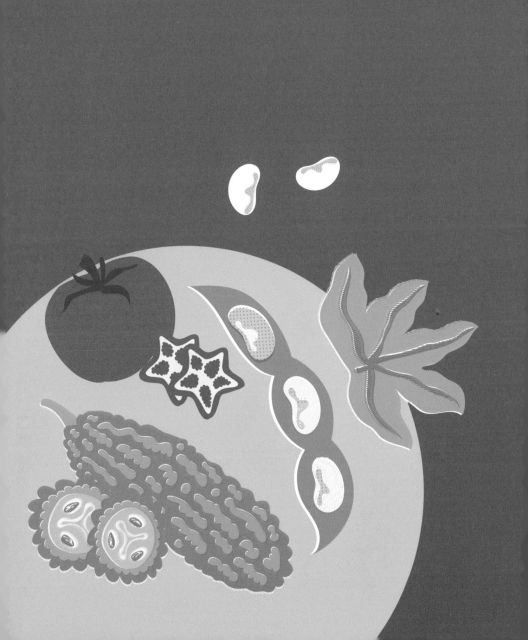

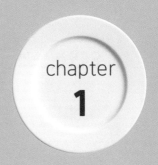

chapter
1

자연의 선물, 채소와 과일

- 당신이 꼭 알아야 할 이유

인간 본능과 과일의 연결고리 : 진화의 흔적

지금 우리의 식사는 우리가 본래 먹고 살아가게 설계된 음식일까? 음식은 몸을 구성하는 결정적인 역할을 한다. 비만 환자가 40% 가까이 되며[1] 각종 질병에 시달리는 지금, 음식의 균형이 깨진 것이 아닐까? 우리는 자연 생태계의 한 축을 담당하는 자연의 일부이다. 식물처럼 무기물에서 광합성을 하여 독자적으로 생존하지 못한다. 동식물에 의지해서 영양을 공급받는 종속 영양 동물이다. 우리 몸이 자연의 일부라면 음식도 자연에서 와야 하지 않을까? 호모 사피엔스의 700만 년 진화과정을 살펴보면 본래 과일을 먹고 사는 푸르테리언fruitarian이라 할 수 있다.

우리 호모사피엔스의 선조인 초기의 원시 인류는 700만 년 전 침팬지에서 갈려져 나왔다. 아프리카 열대 우림지역의 풍부한 과일은 호모사피엔스의 주식이 되었다. 500만 년 전경 아프리카 대륙의 융기 현상으로 남북으로 거대한 산맥이 생겼다. 아프리카에 살던 초기 유인원은 동쪽과 서쪽으로 나눠지게 되었다. 서쪽의 유인원들은 풍부한 강수량으로 형성된 밀림 지역의 과일을 계속 주식으로 먹었다. 나무 사이를 민첩하게 오가며 맹수의 위협을 피하며 살았다. 동쪽의 유인원들은 산맥에 가로막혀 열대 우림 기후의 혜택을 받지 못하고 초원을 정처 없이 떠도는 신세가 되었다.

열대 우림의 충분한 식물도 없고 포식자들에게 노출된 초원에서는 나무 위 생활이 불가능해졌다. 먹이가 풍부하지 못한 사바나의 선조들은 이것저것 닥치는 대로 다양하게 먹거리를 시도했을 것이다. 그런 과정에서 점차 좋은 환경을 찾아서 유럽으로 아시아로 이동하면서 현생인류로 진화하게 된 것이다. 우리 현대인과 같은 해부학적 특성을 가진 인류의 출현은 대략 10만 년 전으로 본다고 한다. 유전자가 변하려면 최소 2만 년 이상의 시간이 필요하므로 현대인들은 수렵 채집 시기의 현생인류와 유전학적으로 거의 차이가 없다고 볼 수 있다.

인간의 시력은 매우 발달되어 가시광선 영역의 색상을 다양한 스펙트럼으로 잘 구분한다. 멀리서도 빨갛고 노란 색상의 잘 익은 과일과 덜 익은 과일을 빨리 구분할 수 있다. 아직 덜 익은 과일 속에 있는 독소를 피하고 잘 익은 과일을 채집할 수 있는 능력이다. 뛰어난 시력으로 한 끼 분량의 식량을 손쉽게 채집할 수 있다. 충분히 익은 과일은 자체에 소화효소를 가고 있어 소화를 도와준다. 시각적인 능력이 발달한 인간과 달리 육식동물은 대체로 가시광선 영역의 색 수용체가 퇴화되어 인간처럼 완전한 색상 구별을 할 수 없다.

인간의 마주 보는 엄지손가락은 나무에서 과일을 부드럽게 딸 수 있다. 과일에 손을 갖다 대고 돌리기만 하면 된다. 육식동물인 호랑이는 인간과 달리 앞발로 부드럽게 과일을 채집할 수 없다. 육식동물은 사냥감의 살점을 찢을 수 있는 날카로운 발톱과 톱니 같은 뾰족한 이빨을 가지고 있다. 인간의

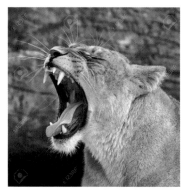
사냥감을 제압할 수 있는 육식동물의 이빨

손과 손톱은 살점을 찢기엔 너무 부드럽다. 인간처럼 마주 보는 손가락으로 식량을 채집하고 도구를 다루는 침팬지는 인간과 DNA가 99.6% 같다. 침팬지는 아직도 나무 위에서 살며 과일을 주식으로 한다. 부수적으로 부드러운 나뭇잎과 작은 곤충 등을 먹으며 산다.

인간은 32개의 치아를 갖고 있는데 그중 20개가 어금니이다. 음식을 깨물거나 절단하는 8개의 앞니와 더불어 과일과 부드러

운 잎채소를 씹고 갈아서 1차로 적절하게 소화 시키기에 적합하다. 인체의 산도는 pH 7.4로 약알칼리성이다. 전체 장관의 길이가 9m 정도로 길어서 물에 녹는 채소·과일 속의 다양한 영양소를 추출하기에 적합하다. 육식동물의 위장관의 길이는 몸통의 3배 정도로 짧다. 체내에서 산성이 되는 고기단백질 성분을 빨리 소화시켜 배출시키기 위해서다.

육식동물의 먹이인 고기는 산성 미네랄 성분인 인과 황을 포함하고 있다. 몸속에서 최종적으로 산성으로 분해된다. 육식동물은 산성 미네랄을 중화시키기 위해 알칼리성 미네랄인 칼슘을 인간보다 더 필요로 한다. 인간의 장은 길고 구불구불한 반면, 육식동물의 장은 짧고 매끈한 형태를 보인다. 산성의 먹이는 몸 밖으로 빨리 배출시키는 편이 좋다. 단백질과 지방이 많은 먹이는 소화·흡수 시간이 길면 부패해 혈액을 오염시키기 때문이다. 육류가 주식인 육식동물이 탄수화물을 먹으면 당뇨병에 쉽게 걸린다고 한다. 탄수화물 속 당질을 잘 다루지 못해서이다.

인간을 포함한 모든 초식동물의 타액과 소변은 알칼리성이며 육식동물은 산성이다. 육식동물 위장의 염산 농도는 산성의 먹이를 소화 시키기 위해 인간보다 10~20배 강하다. 지방을 유화시키는 담즙을 분비하는 담낭쓸개의 크기도 압도적으로 크다.

지방이 많은 고기를 소화하기에 충분하다. 육식동물은 요산 분해 효소를 갖고 있다. 인간은 이 효소가 없어 산성인 육류를 중화시키기 위해서 알칼리성 미네랄인 칼슘을 뼈에서 뽑아서 쓴다.

인체가 고기 속의 단백질을 분해하기 위해서는 단백질 분해 효소인 프로테아제와 위액 염산의 도움이 필요하다. 소화과정을 거친 후에는 소장에서 아미노산의 형태로 흡수한다. 흡수된 다양한 아미노산으로부터 인간화된 단백질로 조합해서 쓸 수 있다. 우리는 통상 고기를 열로 조리해 먹는다. 고기를 굽거나 달걀을 프라이로 만들면 영양소가 열로 변형된다. 단백질 성분에 화학적인 변화가 가해져 파괴되었기 때문이다. 열로 변형된 단백질과 지방은 인간의 소화기관에서 제대로 소화·흡수될 수 없어 배출해야 할 노폐물과 독소가 될 뿐이다.

인간의 식단에도 채소가 포함되어 있기는 하다. 소나 사슴, 낙타처럼 되새김질하는 4~5개의 방으로 나눠진 위가 아니라 하나로 이루어져 있다. 인간과 침팬지의 위장을 현미경으로 보면 구분하기가 매우 어렵다. 그러나 초식동물의 위장과는 매우 다르다. 인간은 초식동물과 달리 식물과 풀에 들어있는 셀룰로스 cellulose 성분을 분해하지 못한다. 효소가 없기 때문이다. 셀룰로스성분은 인간 장내 식이섬유로서 유익한 활동은 하지만 본질적으로 소화는 어렵다. 채식동물인 소는 입안 소화효소가 많아

여물을 먹는 동안 흘러내린다. 인간은 입안에서 제한된 양의 프티알렌_{입안에서 분비되는 아밀라아제}만 분비될 뿐이다.

야생에서도 말과 같이 풀을 뜯는 채식동물은 물웅덩이에 모여 물을 먹는 모습이 자주 보인다. 반면 원숭이나 침팬지 등은 잘 안보인다. 우리는 곡물의 씨앗인 녹말을 먹고 있지만 익히지 않은 상태로 먹기는 어렵다. 풀의 씨앗인 곡식을 주식으로 삼는 조류들과 소화기관이 다르기 때문이다. 새들은 식도 끝에 '모이 주머니'가 있어 익히지 않은 곡물을 껍질째 쪼아 먹어도 소화가 가능하다. 견과류와 씨앗 종류는 지방 함량이 대개 60~90%에 이른다. 단백질과 마찬가지로 지방도 열로 가열하면 구조가 변형되기에 날것으로 조금씩 먹으면 좋다.

육식동물은 몸에서 비타민C를 생성하는 반면 우리는 몸에서 비타민C를 만들 수 없다. 항상 음식으로 먹어서 섭취해 왔기 때문이다. 비타민C와 같은 강력한 항산화제는 열과 자극에 민감하다. 채소·과일을 익히지 않고 날것으로 먹을 때 가장 효과가 좋다. 채소·과일 속에는 비타민, 미네랄, 식이섬유 등 미량 영양소가 골고루 들어있다. 식물 영양소인 파이토케미컬 성분과 몸속 유해한 활성산소를 중화시키는 항산화 성분도 많다. 상업적으로 만들어지는 영양소의 대부분이 채소·과일 속에 든 성분을 모방하는 제품이다.

호모 사피엔스는 본성적으로 단것에 끌리게 되어있다. 단것은 소중한 에너지원이 되기 때문에 그렇다. 미네랄이 든 최고의 수분도 공급해준다. 미량영양소뿐 아니라 탄수화물, 단백질, 지방 3대 영양소도 들어있다. 포도당, 과당이 듬뿍 든 채소·과일은 인체세포에 최적의 연료를 공급해준다. 에너지를 공급해 주고 물과 이산화탄소로 분해되는 깨끗한 연료이다. 소화·생리학적으로나 해부학적으로 보나 인간은 채소·과일식이 가장 이상적인 식단이다.

현실 세계에서 인간은 당연히 잡식동물이다. 우리가 구입해서 먹는 음식은 대부분 정제, 가공, 농축, 열, 도구 사용, 발효, 식품 첨가제 사용, 용기 포장 등의 과정을 거친 것이다. 이 과정을 모두 없애 버린다면 맛있는 과일에 끌리게 될 것이다. 태생적으로 우리의 유전자 속에 각인되어 있기 때문이다. 우리의 소화 능력으로 완전 소화·흡수할 수 있는 음식은 과일과 부드러운 잎채소이다. 과일 속 균형 있게 들어있는 영양소를 섭취하면 가장 좋다. 과일과 부수적으로 채소를 먹는 동물을 프루저보어frugivore 또는 프루테리언fruitarian이라고 한다. 인간은 프루테리언이라고 말할 수 있다.

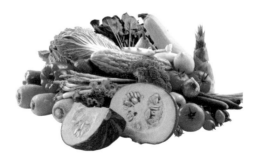

천연 식품의 힘 : '좋은' 영양소 그 이상을 추구하라

우리는 비싸서 구하기 힘들거나 갖은양념으로 맛있게 조리한 음식을 고급이라 부른다. 영양적으로도 좋을 것이라 믿으며 비싼 돈을 내면서 사 먹는다. 입안에서는 맛있는 음식이지만 몸이 좋아하는 음식은 아니다. 몸은 자연 상태에서 물리적, 화학적 변화를 거친 식재료를 싫어한다. 곡물을 분쇄하여 가루를 내거나, 가열한 음식을 싫어한다. 수분이 증발되어 농축되거나, 화학적인 식품 첨가물로 버무려진 음식을 싫어한다. 수백만 년 진화 과정에서 몸의 대사 과정에 익숙해진 물질이 아니라 어떻게 처리해야 할지 모르기 때문이다. 몸에 낯선 성분의 가공식품이 들어와 신진대사가 제대로 되지 않으면 독소와 찌꺼기를 남겨 건강을 해친다.

음식물은 몸속에서 소화, 흡수, 배출과 같은 대사활동이 원활치 않으면 독소와 노폐물이 생긴다. 독소와 노폐물은 많은 문제를 일으킨다. 불로 조리하고 기름에 튀기는 등 복잡한 조리 과

채소과일식의 정석

정을 거친 음식은 원재료의 영양소가 많이 변질되어 있다. 열로 가공된 단백질 분자는 응고된다. 단백질은 인체에서 아미노산으로 분해되어 인간화된 단백질로 재합성되어야 사용할 수 있다. 인체는 변형된 단백질 분자를 독성이 있는 노폐물로 인식해서 제거하려고 한다. 그 과정에서 에너지가 소모되며 비만을 비롯한 각종 질병이 발생한다.

현대인은 마트에서 식재료를 사 주방에서 열로 조리하여 먹는다. 옛날 선조들처럼 수렵 채집을 하지 않는다. 산업혁명 이전에 지역 농산물 위주로 생산하고 소비하던 시대와도 많이 다르다. 마트에서 먹거리를 고를 때 영양 성분표를 꼼꼼히 살피며 선택한다. 가공 식품의 영양 성분표에 있는 영양소는 원래 있던 성분과 다르다. 원재료의 성분을 대부분 제거한 후 공장에서 다시 일부를 첨가하는 방식으로 생산된다. 섬유소는 포만감을 느끼게 하기에 제거하고, 지방 성분은 뽑아서 식물성 기름을 만들기에 빠진다.

자연의 진짜 먹거리에는 영양 성분표가 없다. 사과와 포도, 배추와 무 등의 농산물에는 영양 성분표가 없다. 두꺼운 마분지에 들어가 있는 피자와 핫도그는 나무에서 열리지 않는다. 패스트푸드 또한 땅에서 자라지 않는다. 이런 음식은 공장에서 만들어지는 과정에서 효소, 비타민, 미네랄 등이 파괴된다. 가공 과

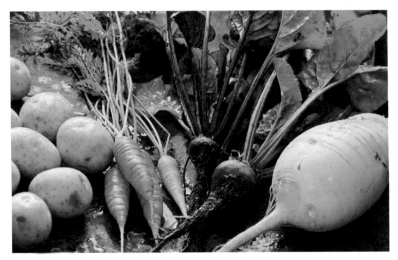
자연의 진짜 먹거리

정에서 나머지 대부분의 영양소도 균형이 깨진다. 효소는 섭씨 50℃ 정도에서 완전히 파괴되고 열에 약한 항산화 성분 등도 사라진다. 가공식품은 자연의 원물에 비해 영양적으로 열등하다. 가공식품을 계속 먹으면 몸에서 부족한 성분이 채워질 때까지 배고픔 신호를 보낸다.

음식을 평가할 때 단순히 칼로리 또는 영양성분만을 논하는 것은 무의미하다. 음식이 입으로 들어가 소화·흡수되는 전 과정이 원활히 이루어지는 것이 중요하다. 체내의 신진내사가 순조롭게 진행되어야 한다. 영양분이 높은 음식을 먹었다 한들 소화를 시킬 수 없거나, 동화되었다 한들 배출이 안 되면 건강을 해

채소과일식의 정석

친다. 원활히 소화되어 독소와 노폐물을 남기지 않고 완전 배출이 되어야 한다. 소화과정에 많은 에너지가 소모되어 기진맥진하면 안 된다. 소화에 필요한 효소와 에너지가 내재된 식품, 그것이 인간에게 가장 좋은 음식이다. 과일은 자체 소화효소를 갖고 있다.

우리가 섭취하는 영양소는 3대 거대 영양소인 탄수화물, 단백질, 지질과 그 외 미량 영양소인 비타민, 미네랄, 식이섬유, 효소, 항산화 성분, 물까지 해서 9대 영양소이다. 이 중 한 성분이 부족하면 몸은 우리에게 신호를 보낸다. 신호는 언제나 '배고픔' 한 가지밖에 없다. 비타민이 부족해도, 미네랄이 부족해도 배고픔이다. 정제·가공 식품으로 배불리 먹었어도 얼마 지나지 않아 입이 궁금해져 군것질거리를 찾게 되는 경험이 있을 것이다. 몸에서 필요한 영양소는 따로 있는데 정제된 당질만 섭취하는 경우가 대다수이므로 이런 부자연스러운 식욕이 생기는 것이다. 인위적인 식욕을 멈춰주는 것은 자연에서 유래된 가공 안된 원물 상태의 채소·과일이다.

진화인류학자들에 의하면 최소 2만 년의 시간이 흘러야 유전자 1% 이상의 변화가 이루어진다고 한다. 식품 첨가제가 본격적으로 사용된 100년 이내의 기간은 우리의 유전자가 변화하기엔 너무도 짧은 시간이다. 특히 요즈음 사용되는 식품 첨가물의 종류와 양은 불과 몇십 년 전과도 차원이 다르게 많다. 몸에 나쁜 성분이기에 사용량의 가이드라인을 국가에서 법으로 정해 주고 있다. 하지만 여러 개의 성분을 동시에 장기간 섭취했을 때의 연구와 자료는 거의 없다. 식품 첨가제는 화학성분이므로 몸속에서 화학반응을 일으킬 수 있다. 일본에서도 발암물질인 벤젠이 실제로 콜라에서 검출된 사례가 있다. [2]

우리 유전자는 수백만 년 진화를 거듭해 오면서 과실류를 대단히 효율적으로 잘 대사시켜 왔다. 과일은 30분~1시간이면 소화 가능하다. 과일은 그 자체에 소화효소를 가지고 있어 소화 에너지는 거의 필요치 않고 흡수만 하면 된다. 소화과정에 쓰이는 에너지를 돌려 몸속 찌꺼기를 제거할 수 있다. 면역과 해독작용에 더 많은 에너지를 쓸 수 있다. 과일에는 밝혀진 성분 외에도 우리가 아직 모르는 성분이 더 많다. 물리적 화학적 가공을 거치지 말고 원물의 형태로 먹는 것이 가장 좋다. 자연 상태의 식물에서 균형을 이루던 성분 중 하나가 빠지면 신선도가 급격히 떨어진다.

'리코펜lycopene 신화'라는 말이 있다. 토마토의 리코펜은 열을 가했을 때 더 쉽게 추출되고 몸속에서 효과적으로 이용되기도 한다. 하지만 밝혀지지 않은 더 많은 영양성분은 열이나 물리적 자극에 의해 파괴된다. 한 가지 영양소를 효과적으로 이용하기 위해 아직 이름을 부여받지 못한 수많은 영양소를 파괴하는 행위이다. 음식은 몸에 필요한 최적의 영양분을 제공하면서 최고의 신진대사 기능을 발휘할 수 있는 에너지원이 되어야 한다.

소화·흡수되지 못한 영양소는 독소나 찌꺼기로 변한다. 해독해야 할 독소가 점점 쌓이면 몸에서 부담을 느낀다. 특히 가공식품에 들어있는 화학물질인 식품 첨가제는 배출이 어렵다. 몸의 입장에서는 진화과정에서 겪어보지 못한 생소한 물질이기에 혼란스럽다. 우리가 먹게 설계된 음식은 과일이다. 간에서는 음식을 소화하고 대사하는 효소 1천여 종을 만들어 낼 수 있다. 하지만 완전한 소화를 위해서는 음식 그 자체가 가진 소화효소가 중요하다. 채소·과일은 인체의 생화학 반응을 촉매하는 효소를 가지고 있다.

인체 구성성분성인은 수분이 61%로 가장 많고 단백질 17%, 지방 16%, 무기질 5.5%, 탄수화물 0.5%이다. 탄수화물은 몸의 활동 에너지로 쓰이기에 많이 저장되지는 않는다. 과일은 90% 정도가 수분이며 그 수분은 몸에서 잘 활용할 수 있는 미네랄이 듬뿍 들어있다. 『자기 주도 건강관리법』의 송춘회 저자는 "물속에는 활성 미네랄과 비활성 미네랄이 모두 포함되어 있는데, 대부분은 몸에서 쓸 수 없는 비활성 미네랄이며 겨우 1%가량만 활성 미네랄로 몸에서 쓰인다"라고 말한다. 시판 물속의 미네랄

중 극히 소량만 체내에서 이온화 되어 쓰일 수 있다고 한다. 반면 과일은 활성미네랄이 대부분이다.

　수분이 빠져 농축되고 열량 밀도가 높은 음식을 먹으면 물을 많이 보충하게 된다. 가공된 음식을 먹고 나서 수분을 보충하는 방식은 원래 수분 빠지기 전의 상태로 회복시켜 주지 못한다. 미숫가루를 물에 타서 마시는 방법은 수분이 가득 찬 곡물을 먹는 것과 다르다. 통곡식을 먹을 때와 몸 안에서는 전혀 다르게 반응한다. 현대인들은 주로 농축된 음식을 먹고 있다. 수분이 빠져 농축된 음식은 칼로리 밀도가 높아 살이 찌기 쉽다. 표시된 영양성분 자체보다는 그것이 자연에서 왔는지 공장에서 왔는지가 더 중요하다.

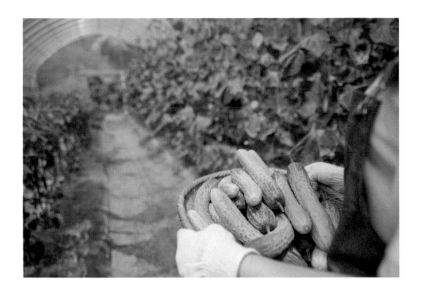

　　　　　　　　　　　　　　　　채소과일식의 정석

채소·과일식을 하는 사람들이 느낄 수 있는 큰 변화는 물을 마시지 않게 된다는 것이다. 필자도 이틀에 한 잔 정도 마신다. 오전에 운동을 2시간 해도 목이 마르지 않다. 그러나 양념이 많이 들어간 외식을 하거나 가공식품이나 과자 등을 먹고 나면 물을 엄청 마신다. 육류인 경우도 수육같이 물로 삶은 경우는 큰 부담이 없다. 직화로 구워 먹을 땐 소화가 부담스럽고 물을 많이 마신다. 과자처럼 첨가물이 많이 들어간 경우는 목이 마를 뿐 아니라 기분이 나빠진다. 달고 짠 과자에 들어가는 화학 첨가물은 신경의 흥분 독소로 작용하기에 그렇다. 집중력과 면역력이 떨어진다. 과자를 많이 먹으면 우울증에 걸린다는 연구 결과도 있다.

수분은 몸에 중요하기에 물을 많이 마시는 것이 건강한 식생활의 핵심으로 여겨질 때도 있었다. 우리는 하루에 물 2L를 마시라는 조언을 꾸준히 들어왔다. 필자도 1990년대 초 미국에 있을 때 수동적이 아닌 능동적인 물 마시기positive drinking를 장려하는 광고를 많이 접했다. 목이 마를 때까지 수동적으로 기다리지 말고 갈증이 나기 전에 미리미리 마셔 수분을 보충하자는 내용이었다. TV 공익광고까지 있었다. 변하지 않을 건강 지침처럼 지켜지고 홍보되어 왔던 내용도 바뀌었다. 2022년 12월 6일 워싱턴포스트지에 하루 2L 물 마시기는 적절한 조언이 아니며 그 이하를 마셔도 별다른 차이가 없다는, 사이언스지에 게재된 최근의 연구 결과를 인용한 기사를 기재했다. 물뿐만 아니라 다른 영양소와 몸의 상관관계도 지금 알고 있는 지식은 언제든 바뀔 수 있다.

03

자연과의 조화 : 우리 몸이 원하는 음식은?

자연의 산과 바다는 연결되어 있으며 순환을 통해 스스로 정화한다. 자정작용을 통해 오염 물질과 찌꺼기를 분해하고 스스로 청소한다. 식물은 땅의 유익한 성분을 뽑아서 우리가 먹을 수 있도록 해준다. 줄기와 가지가 잘 발달되어 기혈의 소통에 막힘이 없다. 섬유질이 많아 그것을 먹이로 살아가는 인체 장내 세균의 먹이가 된다. 서로가 돕고 사는 상생의 생태계이다. 영양은 자연에서 얻으면 된다. 동식물이 자연 생태계의 한 축을 이루듯이 우리도 자연의 일부다.

이계호 저자의 『태초 먹거리』에는 "몸의 성분을 화학적으로 분석해 보면 모두 같다고 한다. 한 가지 재밌는 사실은 그 성분이 흙과 물의 성분과 같다는 것이다. 사람의 뼈와 같이 단단한 부분은 흙의 주요 성분과 일치한다. 또 혈액과 같은 액제 성분은 칼슘, 칼륨, 나트륨, 마그네슘 등으로 바닷물의 성분과 화학적으로 같다"라고 한다. 자연의 일부분으로서 대자연의 질서를 받아들이며 살아가자. 몸속의 자연 치유력으로 질병에 걸려도 스스로 치유하며 건강하게 살 수 있다. 자연이 자정작용을 통해 스스로 본래의 모습을 되찾아 가듯이 말이다.

현재 우리는 자연에서 온 원물을 다양한 조리 과정을 거쳐서 먹고 있다. 정제하고 가공해서 몸이 오염되는 방식으로 먹고 있다. 그 과정이 복잡하고 시간이 길어질수록 신선도는 떨어진다. 몸에 해로운 물질이 더 많이 생성된다. '신토불이身土不二'라는 말이 있다. 우리 몸과 땅은 둘이 아니고 하나이므로 땅에서 난 음식을 먹고 살아야 한다는 말이다. 식생활의 주축을 이루는 식재료는 자연에 가까운 상태로 먹는 편이 좋다. 공장에서 가공을 거쳐 나오는 공산품은 피하자. 주변 어디에나 있는 전통시장을 가까이하자. 마트보다 훨씬 더 다양한 농산물 먹거리가 있다.

갖가지 양념으로 조리한 음식은 자연스럽지 않다. 복잡한 조리 과정을 거친 요리는 인류의 진화 과정에서 먹어 보지 못한 음식이다. 몸에는 낯설며 완전 소화하기 어렵다. 우리의 DNA에는 가공식품을 제대로 해석하고 사용할 정보가 담겨 있지 않다. 큰 고민 없이 일상적으로 마트에서 집어 든 음식을 먹고 치러야 할 대가는 크다. 자연의 원물은 영양분을 골고루 가지고 있고 배출 과정에서 해독까지 해준다. 우리 몸 100조 개의 세포가 원하는 영양소를 공급해 준다. 자연에 가까운 단순한 식생활을 유지하면 병들지 않고 건강하게 살 수 있다.

음식은 끓이면 수분이 증발하고 구우면 영양소가 변형되고 효소가 사라진다. 산 음식이 사라지고 죽은 음식이 된다. 죽은 음식은 영양소가 대부분 파괴된다. 우리 몸에서 의미 있는 활동을 하지 못한다. 열로 변성된 영양성분들은 완전 소화가 안 되어 독소와 다양한 찌꺼기를 남긴다. 이 노폐물은 해독기관을 통해 땀, 호흡, 소변, 대변으로 배출되어야 한다. 제대로 배출되지 못하면 독소로 쌓이게 된다. 요즘 우리가 음식을 먹고 소비하는 방식은 몸에 독소와 노폐물이 쌓이는 방식이다.

살아있는 음식을 먹을 땐 그다지 물이 필요치 않다. 자연의 식재료에 열을 가하면 수분이 제거된다. 대사 과정에서 유해한 활성산소를 만들어 내어 배출해야 할 노폐물이 된다. 독소와 찌꺼기를 중화시키기 위해 해독이 필요하다. 원재료에서 수분이 빠져 농축된 음식을 꾸준히 먹으면 질병과 노화가 뒤이어 찾아온다. 90% 이상이 물로 되어 있는 우리 몸의 혈액과 림프액이 끈끈해지고 순환에 문제가 생기기 때문이다.

지금 우리의 먹거리는 가공 단계를 거쳐 영양성분이 빠진 불균형한 상태가 되었다. 몸이 필요한 영양소 중에 어떤 성분이 너무 많거나 적다면 세포의 기능이 떨어진다. 즉 질병에 걸린다. 건강의 균형이 무너진 상태에서는 먹고 있는 음식을 점검해 보아야 한다. 영양제를 찾기 이전에 해야 할 일이다. 원물의 상태에서 정제·가공하지 않은 먹거리가 최우선이고 중요하다. 영양은 공장에서 만들어진 알약이 아닌 자연에서 얻자. 공장 제품은 원물의 복제품이다. 가공하는 과정이 복잡하고 시간이 길어질수록 신선도는 떨어지고 몸에 해로운 물질이 많이 생성된다. 변형된 먹거리로 인해 부족해진 영양소를 또 다른 보충제로 채워 넣으려 하는 건 해결책이 아니다.

우리는 비타민과 항산화 성분이 풍부한 생채소를 그냥 먹기보다 익혀서 간을 해 먹는다. 채소를 생으로 먹을 땐 소금 간을 안 해도 되는 이유는 채소 속에 있는 짭짤하고 쌉쌀한 다양한 미네랄의 맛이 있기 때문이다. 채소를 익히면 열처리 되어서 부드럽고 소화는 쉽지만 영양소는 파괴된다. 전통시장에서 제철 채소와 다양한 과일을 구해보자. 마트보다 훨씬 다양하며 건강한 식재료들을 구할 수 있다. 몸과 마음뿐 아니라 더불어 사는 지역경제 생태계도 건강해짐을 느낄 수 있다.

Helpful Tips

우리는 광고를 통해서 식품을 접하게 되고 그 이미지와 친숙해져 소비한다. 하지만 그 식품은 건강을 최우선으로 기획된 식품이 아니다. 기업의 이익을 최우선으로 탄생된 '상품'이다. 매스 미디어를 통해 보이는 식문화는 우리 몸에 이롭지 않다. 수백 년 전만 해도 먹지 않았던 음식이 있다. 가공식품, 가당 음료, 저지방 유제품, 가공한 녹말, 고당도 식품 등이다. 인간의 DNA에는 이런 식품을 먹으면서 건강하게 사는 법에 대한 정보는 담겨 있지 않다. 인체는 가공된 음식의 변성된 영양소의 신호를 해석할 수 없다. 몸속에서 제대로 쓰일 수가 없으며 독소와 노폐물을 남긴다.

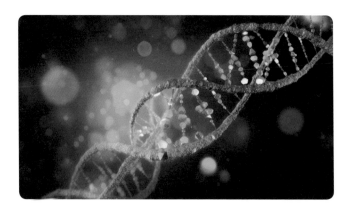

채소과일식의 정석

채소와 과일의 치유 능력 : 건강의 비밀

인체는 외부 병원체에 감염되면 스스로 치유한다. 외력에 의해 신체조직이 손상되어도 항상성이 있어 회복된다. 이 과정에서 열이 나고 붓거나 통증을 동반한다. 발열, 통증, 부종 등의 증상은 없애야 할 적군이 아니다. 우리 몸의 자가 치유력이 잘 작동하고 있다는 표현이다. 이런 증상들은 우리 몸의 방어 전략이다. 몸이 가지고 있는 완벽한 자연면역력을 도와주면 된다. 치유와 해독에 유익한 항산화 성분, 파이토케미컬, 비타민, 미네랄 등 미량 영양소가 풍부한 채소·과일 섭취를 늘리면 된다.

질병에 걸려 열이 나는 것은 손상된 부위를 치유하기 위해 혈액이 갑자기 많이 몰려서이다. 혈액 속에 실려 다니는 대식세포, NK세포 등 면역세포가 감염부위로 이동해 혈관이 확장되고 혈류량이 증가한다. 발열은 면역세포 활동에 유리하다. 열을 내어 침투한 바이러스를 잘게 쪼개 몸 밖으로 배출하기 때문이다. 상처 부위가 빨갛게 붓는 것은 백혈구와 혈장 단백질이 혈관을 빠져나가 손상된 조직의 병원체와 전투를 벌이므로 생기는 것이다.

이러한 전 과정이 나타나는 이유는 손상된 세포를 제거하고 조직을 회복시키기 위해서이다. 자극원이 없어지면 빠르게 분해되며 원래대로 돌아온다. 손이 베이면 선천 면역세포가 일차적으로 출혈 현장에 도착해서 일단 지혈한다. 몸 안에 있는 선천 면역세포들은 대식세포, 수지상 세포, 호중구 및 NK세포 등이다. 바로 활성화가 가능하며 감염원에 신속하게 대응한다. 감기에 걸릴 때도 마찬가지이다. 일차적으로 감염 현장에 선천 면역세포가 1차로 수습을 한다. 해결이 안 되면 후천 면역세포가 대응한다.

약물이 증상을 가라앉히는 효과를 발휘하려면 소화·흡수시켜서 감염 현장에 도달해야 한다. 그러기 위해선 원활히 소화·흡수되어 혈류에 실려 감염 현장에 도달해야 한다. 약물이 활성화된 이후는 분해, 배출되어야 한다. 몸의 모든 신진대사 기능이 원활해야 이 모든 과정이 순조롭게 진행된다. 만약 소화기관이 약해져 있다면 약물이 활성화하기가 어렵다. 간과 신장 등 몸의 해독 능력이 부족하면 약은 독성 물질이 된다. 약물로 증상을 없애는 대증치료는 치유에 이르게 도와주는 것일 뿐 몸속의 생명력이 치유에 이르게 한다.

자연 치유력은 우리가 생명을 갖고 태어날 때부터 부여받은

힘이다. 면역 기능이 치유에 있어서는 가장 중요한 요소이긴 하지만 면역력이 제대로 작동하기 위해서는 몸의 전 대사기능이 원활히 기능해 주어야 한다. 몸은 유기적으로 하나이기에 건강하면 면역력이 높아진다. 백혈구, NK세포, T림프구, B림프구 등 면역세포가 활발하게 생산되고 활동하기 위해서는 기본적으로 우리 몸이 건강하고 대사기능이 잘 이루어지면 된다. 약물로 열을 떨어뜨린다든가 증상을 없애려 하는 것은 몸의 자연 치유력을 방해하는 것이다.

몸은 음식을 먹고 배출하는 정교한 시스템으로 운영되고 있다. 질병이란 몸 안의 세포가 어떤 식으로든지 기능이 떨어지거나 망가진 경우다. 이런 이상세포는 근접세포에 잘못된 신호전달을 하는 등 나쁜 영향을 줄 수 있다. 인체는 소화계, 순환계, 골격계, 근육계, 내분비계, 면역계, 신경계, 호흡계, 외피계, 생식계, 비뇨기계 등 열한 가지 시스템으로 구성되어 있다. 소화를 담당하는 소화기관, 순환을 담당하는 심혈관 기관, 동화되고 난후 찌꺼기를 배출하는 간이나 신장, 피부, 폐 등 해독기관들이 잘 기능해야 한다. 또한 적절히 신호를 주고받는 신경 호르몬 기관 등 모든 인체 조직이 힘을 합해야 건강한 몸의 기능을 유지할 수 있다.

질병 발현에 대한 부분은 유전자 자체보다는 후천적인 생활 환경과 습관의 영향이 훨씬 크다는 연구 결과가 있다. 유전자가 일치하는 일란성 쌍둥이도 다른 환경에서 자랐을 때는 질병 발생에 있어 동일하지 않았다. 중국의 당뇨병 환자 발병 수도 지난 수십 년 사이에 폭증했다. 1~20년의 기간은 유전자가 변하기엔 너무도 짧다. 그러나 음식은 많이 변했다. 복합 탄수화물인 밥을 주식으로 하던 중국인들이 가공식품과 단순당, 가당 음료의 섭취가 엄청나게 늘어났다. 경제 성장과 더불어 식생활에 큰 변화가 있었다.

치유하는 삶은 몸이 원하는 대로 해주면 된다. 감기에 걸리면 보통 기운이 없고 머리도 멍해진다. 인체가 병원체를 몰아내는 힘을 더 키우기 위해 다른 기능들을 떨어뜨리는 것이다. 입맛을 떨어뜨려 밥을 먹지 않게 하는 것은 소화 에너지를 쓰지 않기 위해서이다. 기력을 떨어뜨리는 것은 쉬기를 바라는 것이다. 기침은 몸 안에 생긴 병원체의 시체를 처리하기 위해 나쁜 물질들을 뱉어내는 것이다. 몸은 원하는 대로 해주면 스스로 치유한다. 우리는 몸이 쉬어 주라는 호소에도 종종 더 파이팅을 외치며 피로 회복제를 사 먹는다. 질병에 걸리면 무언가를 해야 한다고 생각하며 특효약을 찾아 헤매지만, 몸은 스스로 치유한다.

물을 제대로 잘 마심으로써 몸의 소화과정을 조금만 도와주면 건강에 도움이 된다. 아침 공복에 차갑지 않은 물 한 잔으로

채소과일식의 정석

몸에 수분을 채워준다. 차가운 물은 소화 에너지를 쓰게 하므로 체온과 비슷하거나 상온의 물이면 좋다. 몸속에서 데우느라 에너지를 낭비할 필요가 없다. 소화가 시작되는 입에서 꼭꼭 씹어 원물에 포함된 영양소를 분해한다. 소화 장 관계의 활동을 도와주고 관련된 호르몬과 효소들이 나올 수 있도록 자극한다. 몸을 재생하고, 피로를 회복하기 위해서는 잠자기 3시간 전까지 식사는 모두 마쳐야 한다. 소화기관도 휴식이 필요하다. 소화기관이 휴식을 취할 때 면역세포들이 활발히 활동한다.

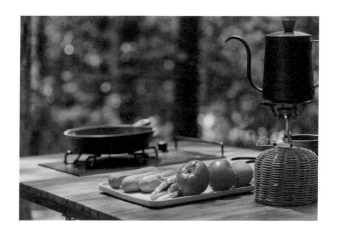

치유의 삶이란 자연에 가까운 삶이다. 산속에 들어가 살지 않더라도 몸의 면역력, 자가 치유력을 높이는 방식으로 생활하면 된다. 몸은 성장을 위한 메커니즘에서 치유를 위한 메커니즘으로 바뀌어져야만 회복, 재생을 활발히 할 수 있다. 재생을 도와주는 호르몬 중 공복이 되어야만 활동하는 호르몬도 있다. 빈속에 잠을 자야 재생 회복이 활발히 이루어진다. 나이가 들어갈수록 성장을 위한 식단보다는 치유, 해독을 도와주는 식단으로 바뀌어야 한다. 단백질, 곡물 위주의 칼로리 중심보다는 항산화제, 비타민, 미네랄이 풍부한 채소·과일식 위주로 옮겨가야 한다.

특히 식생활이 중요하다. 수분 많은 채소·과일을 먹고 굽고 지지고 볶는 조리 과정을 줄여야 한다. 원물에 최소한의 조리, 가공만 해야 한다. 가공 덜 된 식재료 위주의 식생활이 좋다. 식품 첨가제가 포함된 모든 가공식품을 멀리한다. 과일 속 풍부한 물이 몸을 세정해 준다. 몸을 부지런히 움직여 면역 체계의 핵심인 혈액과 림프 순환을 도와준다. 자연의 일부인 몸이 최고의 효율로 기능할 수 있도록 해주면 된다. 몸은 왕성한 자연 치유력이 있어 보답을 한다.

소화 에너지를 아껴라 : 면역과 치유에 투자하기

　음식을 먹으면 위장에서 물리적으로 잘게 부순다. 소장에서 영양분을 뽑아내고 대장을 통해 배출한다. 이런 소화 전 과정은 몸에서 에너지가 가장 많이 필요한 대사 과정이다. 소화에 드는 에너지보다 더 많은 에너지를 쓰는 곳은 없다. 기초 대사량의 75%가 소화 에너지로 쓰인다. 우리는 대부분 음식을 열로 가열해 수분을 증발시켜 농축된 상태로 먹는다. 가열, 농축된 음식은 영양소가 변형되어 필요 성분을 추출하기에 상당한 힘이 든다. 신선한 채소와 과일은 수분이 빠져 농축되지도 않고 열로 변성되지도 않아 쉽고 빠르게 소화 에너지를 줄이며 대사된다.

　음식을 씹으면 입안에서 탄수화물 분해효소인 프티알렌과 소량의 지방 분해효소 리파아제가 분비된다. 소화효소가 들어 있는 침은 씹는 과정에서 호르몬 대사를 원활케 하는 역할도 한다. 프티알렌은 복합 탄수화물인 녹말 음식을 포도당 2개가 결합된 이당류인 엿당으로 분해한다. 입안에서 밥을 씹으면 처음에는 맛이 없다가 서서히 단맛을 느낄 수 있는 이유는 엿당으로 분해되기 때문이다. 입안에서 분해가 제대로 안 된 탄수화물은 췌장에서 분비되는 소량의 아밀라아제로 소화가 이루어진다.

완전 분해가 되지 않으면 발효되어 독한 방귀로 배출되거나 장 내 세균 활동을 저하시킨다.

위장에서는 탄수화물 분해효소가 나오지 않는다. 위장에서는 위산과 소화효소 펩신을 분비해 단백질을 분해하며 살균작용을 한다. 위는 하루 4L 정도의 소화액주로 염산, pH2과 펩신이 단백질을 분해한다. 위장은 음식물을 물리적으로 잘게 쪼개고 염산과 소화효소는 화학적으로 분해한다. 위장은 음식을 들어오는 순서내로 차례차례 소화시킨다. 먼저 위장 벽에 붙어 있는 음식부터 근육운동을 통해 소화액과 뒤섞어 유문 밸브를 통하여 조금씩 십이지장으로 내려보낸다.

이곳이 위험한 곳이다. 길이 30cm 정도 되는 십이지장은 소장의 맨 앞부분이다. 강한 산성의 소화액과 뒤섞인 미즙이 위장에서 십이지장으로 많이 내려가면 십이지장 벽에 상처를 낼 수 있다. 십이지장은 췌장을 자극해 중화 물질을 분비해 십이지장 내 산도를 알칼리pH9 내외로 조정한다. 십이지장이 금방 중화시킬 수 있는 양만큼 조금씩 내려보내게 한다. 이 조절이 실패하면 십이지장궤양에 걸릴 수 있다.

아이스크림 같은 차가운 음식은 심부 온도가 약 40℃인 위장의 온도를 많이 낮출 수 있다. 원래대로 돌아올 30분~1시간 정도는 활동이 중지된다. 특별히 큰 해가 있는 건 아니지만 소화에너지를 소모하므로 너무 차갑거나 뜨거운 음식은 부담이 된다.

채소과일식의 정석

위장은 기분을 반영하기에 기분이 좋거나 흥분할 때는 소화액도 몇 배로 더 많이 분비되고 우울하거나 스트레스를 받을 땐 소화액도 거의 분비되지 않고 연동운동도 하지 않는다. 이럴 때 습관적으로 식사를 하면 속이 불편하거나 복부 팽만감을 느낀다. 아무것도 안 먹는 것이 상책이다.

우리가 섭취한 음식물은 소장에서 비로소 흡수되기 시작한다. 장은 정교한 식품 가공공장이다. 우리가 먹는 음식 대부분은 혈류로 바로 흡수되면 위험하다. 소화, 분해 과정을 거쳐 몸에 흡수되어도 좋을 성분으로 바뀐다. 소장의 안쪽 벽은 상피세포로 되어 있다. 상피세포는 길쭉한 육각형 모양으로 생긴 융모로 덮여 있어 영양분을 흡수하기 좋은 구조다. 펼치면 피부 넓이의 약 200배 면적이다. 융모로 흡수된 포도당, 아미노산은 혈류로, 지방산은 림프계로 보내진다. 온몸으로 순환한다. 장은 우리 몸 100조 개의 세포에 영양과 에너지를 공급해 준다.

혈류 속에 있는 포도당은 췌장의 베타세포에서 만들어진 인슐린이 세포 속으로 집어넣는다. 췌장의 트립신은 단백질을 아미노산으로 분해한다. 아미노산은 인체 조직을 만들거나 호르몬과 효소 등 생리 활성물질이 된다. 입으로 들어갔던 음식과는 전혀 다른 상태이다. 이 과정에서 몸 속으로 나쁜 물질이 흡수되어서는 안 되기에 철통같은 방어가 필요하다. 면역세포의 거의 70%가 소장에 진을 치고 있는 이유다. 물은 10분이면 소장에 도달하지만 육류는 3~4시간 정도 걸린다. 육류는 위장에서 머무는 시간이 길어 포만감을 느낀다.

과일은 위장에서 30분~1시간 내로 소화가 끝난다. 소화 흡수 속도가 빠른 과일은 항상 공복 또는 식전에 먹는 걸 원칙으로 해야 한다! 긴 공복 시간이 끝난 후 소화기관은 스펀지처럼 영양소를 흡수한다. 식후에 섭취하면 소화 덜 된 음식물이 위장에 남아 있어 과일이 소장으로 내려갈 수 없다. 단백질이나 지방은 3~4시간 정도 걸리므로 먼저 먹은 음식에 가로막혀 위장에서 정체된다. 위장에 머물러 있으면 영양소는 변질된다. 탄수화물과 단백질은 발효되고 지방은 산패된다. 식후 디저트로 과일을 먹고 많은 사람이 불편감을 초래하는 이유다.

아침을 채소·과일식으로 대체하거나 식전에 과일을 먹고 30분 후에 일반식을 하면 좋다. 사정이 여의치 않으면 5분이라도 과일을 먼저 먹고 식사하면 된다. 위장은 들어오는 음식물을 순서대로 위액과 연동운동을 통해 소화한다. 과일의 비타민, 미네랄, 항산화 성분 등 몸에 유익한 영양소를 온전하게 얻을 수 있다. 다른 음식과 뒤섞이기 전에 영양소를 추출할 수 있다. 과일은 자체에 소화효소를 가지고 있어 소화에 사실상 에너지가 거의 필요하지 않다. 이 과정에서 남는 에너지는 몸의 면역, 회복, 재생 등의 활동에 힘을 보탤 수 있다.

소화기관도 일하는 시간과 쉬는 시간의 균형이 있어야 한다. 사실 위장의 활동이란 자연스러운 인체의 활동이다. 약이 없으면 소화가 되지 않거나 대변을 보지 못한다면 우리의 음식이 잘못된 것은 아닌지 돌아보아야 한다. 열로 농축해서 변성되고 복잡하게 배합한 음식은 소화 장관 내에 오래 머무른다. 채소·과일은 자체에 효소를 가지고 있어 빠르게 소화되며 거기서 벌어들인 에너지로 면역과 치유 활동을 도와준다. 대부분의 과일은 30분 만에 위장을 통과한다. 해독의 중요 연결고리는 에너지이다. 자연의 생명 에너지가 살아있는 원물은 그 에너지를 몸에 전해준다.

06

건강 비결 : 독소 배출과 영양 공급의 균형

인체의 세포는 신진대사의 결과로 독소와 찌꺼기를 만든다. 매일 수명을 다하고 죽는 수천억 개의 세포 또한 독성 물질이다. 몸에 쌓이는 독소는 체내에서 만들어지거나 외부에서 들어온다. 외부 독소는 음식물, 매연, 병원체 등이 있다. 현대인은 생활 습관과 환경 오염으로 인해 독성 물질과 찌꺼기는 계속 축적된다. 잘못된 식생활로 독소가 몸에 쌓이면 몸은 제대로 기능할 수 없다. 자체적으로 정화할 수 있는 한계를 넘어서면 질병과 통증으로 나타난다. 독소를 없애주면 몸은 항상성이 있어 스스로 치유한다.

물은 혈관을 통해 몸의 말단에 있는 세포에까지 산소와 영양분을 전달한다. 동시에 세포에서 쓰이고 남은 노폐물을 순환시켜 배출한다. 독성 노폐물을 실어 날라 해독기관에 던져 주는 것이다. 수분 많은 음식을 먹는다는 것은 곧 몸이 필요로 하는 음식을 먹는다는 것이다. 생명 활동의 중심이 되는 세포의 기능이 떨어지면 에너지 부족, 만성피로 등의 증상이 나타난다. 물이 부족하면 몸의 기능이 떨어진다. 단순히 물이 부족할 수도 있고 독소가 몸이 처리할 범위를 넘어서 과다할 때도 나타난다.

우리 몸은 항상 스스로 정화한다. 매일 죽는 수천억 개의 세포 쓰레기를 몸은 대사 작용을 통해 배출한다. 영양소를 공급하고 독소와 노폐물을 제거해 주면 몸은 완벽하게 작동한다. 건강해진다. 인체의 항상성 때문이다. 우리 몸은 체온, 산도, 혈당, 면역계 등 항상 일정한 범위 내로 정상 상태를 유지하려는 성질이 있다. 세포의 기능도 항상 온전하게 유지한다. 주변 환경이 변해도 생명현상이 제대로 일어날 수 있는 상태를 계속 유지하기 때문이다. 세포가 건강한 상태를 유지하는 것이 곧 건강이다.

살아있는 모든 생명체에는 늘 암세포가 생겨나지만 암 환자가 되지 않는 것은 DNA 손상을 회복시키는 능력이 있기 때문이다. 세포 속 유전 정보를 가진 DNA는 다양한 원인으로 손상을 입는다. 나쁜 음식, 과로, 스트레스, 공해 등과 대사과정에서 발생하는 유해한 활성산소도 DNA를 공격한다. DNA 손상 복구 메커니즘은 정상적인 생명 활동에 중요하다. 인체는 그 손상을 회복시켜 주는 다양한 기전들을 갖고 있다. 면역력이 제대로 작동하기 위해서는 면역세포뿐 아니라 신체의 모든 기능이 힘을 모아야 가능하다.

나쁜 생활 습관이 지속되면 몸에 독소가 쌓인다. 몸의 해독치를 넘어서면 병에 걸린다. 독소가 자정능력을 넘어서 인체의 신진대사 균형이 깨질 때 우리는 질병에 걸렸다고 한다. 한계를 넘어서면 비만, 만성피로, 피부 트러블, 잦은 감기 등 각종 질병에 시달린다. 신선하고 깨끗한 음식으로 인체가 가진 자연의 해독 능력을 되찾게 해주는 것이 가장 좋다. 수분은 몸을 정화하고 해독하므로 수분이 많은 음식을 먹는 것은 중요하다. 과일 속 수분은 몸속에서 활성화되는 미네랄을 갖고 있기에 물에 들어 있는 비활성 미네랄보다 몸의 대사활동에 유익하다.

　에너지가 음식과 독소 청소의 연결고리이다. 몸속 대사기능이 원활치 않으면 항상 피곤하고 기력이 달린다. 몸무게를 줄이려면 정화나 독소 배출을 먼저 해 몸속 균형을 바로잡아야 한다. 잘못된 생활 습관 특히 잘못된 식생활로 생긴 만성질환은 음식으로 치료해야 한다. 세포의 기능이 저하된 원인은 다양하다. 해독은 자정기능의 한계를 넘었고 몸은 지쳐있다. 습관병은 식생활이 잘못된 병이라 식생활을 개선해야 한다. 균형이 깨진 상태의 가공된 음식을 매일 먹기 때문이다.

　우리는 비싼 식재료로 조리해 배불리 먹었나면 영양이 충분할 것이라고 생각한다. 하지만 그렇지 않다. 가공된 식재료를 먹으면 우리 몸의 균형도 깨진다. 일부 영양소는 과잉이어서 문제를 일으키고 일부는 부족해서 문제가 된다. 살이 쪄도 영양 부족일 수 있다. 먹을 것이 부족해 굶던 시기의 영양실조와는 다르다. 영양 과다와 영양 부족이 동시에 나타나는 영양불균형 상태에 있는 것이다. 식단의 대부분을 차지하는 정제된 탄수화물로 만든 당질 위주의 식단으로 칼로리는 과잉이다. 이런 칼로리를 태우는 미량 영양소는 부족하다. 비만일수록 태우는 영양소인 비타민과 미네랄이 부족해 신진대사가 원활히 이루어지지 못한 경우가 많다.

현대인은 자연의 식품 속에 조화롭게 들어있는 영양소를 가공한다고 특정 성분을 제거한다. 보존제나 MSG, 감미료 등 화학물질로 만든 식품 첨가물을 넣어서 먹고 있다. 균형이 깨진 음식을 먹으니 건강이 무너진 것은 당연하다. 육류, 밀, 옥수수, 쌀 등 몇 가지 재료로 만든 가공식품을 전 세계 사람들이 먹고 있다. 빵, 국수, 쿠키, 케이크를 골고루 먹으면 균형 잡힌 식단이 아니다. 가공 밀가루로 만든 당질만 풍부한 편향된 식단이다. 균형이 깨진 음식으로 과잉 칼로리와 식품 첨가제는 몸에 쌓이고 있다. 몸의 해독 능력을 넘어서면 질병으로 나타난다.

통곡물에 들어 있는 식이섬유를 제거하면 거친 질감이 없고 밍밍한 맛도 없어져 식감이 좋아진다. 배가 부르지 않아 많이 먹을 수 있다. 통곡물의 지방 성분을 제거하면 오래 보관할 수 있다. 밀은 기계 제분을 하기에 가루가 매우 곱다. 많이 씹을 필요 없이 삼킬 수 있다. 밀가루 반죽은 원하는 모양을 자유자재로 만들 수 있다. 이런 상품화하기 편리한 이점 때문에 가공하는 것이지 건강을 위해서 하는 것은 아니다. 빵, 국수, 라면, 케이크, 도넛, 과자 등 상품의 이름은 다르지만 원재료는 소맥분으로 같다.

3대 거대 영양소는 인체를 구성하고, 생리활성 물실을 만들고, 몸을 움직이는 연료를 제공해준다. 연료는 넘치는데 태울 수 있는 불쏘시개 역할의 비타민, 미네랄 등 미량영양소가 부족하면 큰 저장공간인 지방 속에 저장한다. 미량영양소의 양에 따라 몸속에서 연료로 사용될지 노폐물로 지방 속에 저장될지가 정해진다. 찌꺼기를 태우고 해독하는 것은 비타민, 미네랄 등 미량영양소가 한다.

채소과일식의 정석

우리 몸은 스스로 청소한다. 건강을 얻기 위해서는 하염없이 운동해야 한다거나 날씬해지기 위해서는 다이어트를 해야 한다거나 하며 복잡하고 어렵게 생각하고 있다. 뭔가 복잡하고 어렵게 느껴질 때는 그것이 사실일 수도 있지만 그렇게 복잡하게 만들어서 경제적 이익을 취하려는 부류도 있다. 우리 몸은 자연과 가까워질수록 날씬하고 건강해진다. 돈이 들지 않는다. '건강한 식생활'을 실천하면 웬만한 칼로리는 다 태워버린다. 열량을 좀 과하게 먹었다고 생각해도 몸의 대사 기능이 원활하면 지방으로 저장하지 않고 에너지로 태워버린다.

매일 새로이 분열하는 세포들은 무엇으로 만들어지는가? 먹는 음식을 통해서 만들어진다. 순수하고 가공이 덜 된 자연의 음식을 먹으면 된다. 산이나 밭에서 나온 수분 많은 음식을 먹으면 된다. 그러면 몸은 영양제를 먹지 않아도 원활히 기능한다. 수백만 년 진화를 거듭해 온 호모사피엔스의 몸은 영양제를 먹어줘야 건강을 유지할 수 있는 그런 허약한 존재가 아니다. 잘못된 식생활로 생긴 만성질환은 가공되지 않은 음식으로 생리적 균형을 되찾아야 한다. 인체가 가지고 있는 본연의 치유 능력, 항상성을 회복하면 건강은 따라온다.

가공식품의 위험 : 면역력의 적을 경계하라

'정제'라는 말은 어떤 물질을 원래 상태보다 더 순수하게 만드나는 뜻이다. 순수하면 좋을 것 같지만 식품 가공에서 정제는 원물의 균형을 깨버리기에 좋지 않다. '가공'은 원물을 인공적으로 처리하여 새로운 제품을 만드는 것을 의미한다. 농축 음식은 끓이거나 기타 다른 방법으로 수분을 뺀 것이다. 농축 음식은 수분이 빠져 부피는 작고 칼로리 밀도는 높은 음식이다. 기능적으로 유익한 몇 가지 성분만을 추출 또는 합성해서 만들어진 식품이 기능식품이다. 현대인들은 대부분 원물 상태가 아닌 여러 방식으로 가공된 음식을 먹고 있다.

우리 몸은 먹는 대로 만들어지므로 먹는 것이 곧 우리 자신이라고 해도 된다. 가공되어서 수분이 빠지고 효소도 죽어버린 음식은 몸에서 제대로 쓰일 수 없다. 성제되고 가공된 식품은 인류가 긴 역사를 살아오는 동안 먹어온 음식이 아니다. 우리 몸은 이 생소한 물질을 어떻게 처리해야 할지 몰라 혼란에 빠진다. 우리 몸의 DNA에는 가공된 음식에 대한 정보가 담겨 있지 않다. 배출되지 못한 식품 첨가물은 독성 물질로 변해 몸의 저장공간 지방에 저장된다. 이러한 식생활이 지속되면 비만과 질병이 뒤이어 찾아온다.

몸을 구성하는 영양소는 좋은 성분으로 먹어야 한다. 양질의 탄수화물, 지방, 단백질을 먹어야 한다. 좋은 영양소는 가공 안 된 천연 상태의 영양소이다. 자연 상태에 가까운 복합 탄수화물 식품은 현미, 감자, 채소·과일 등이 있다. 쌀도 가공이 안 된 상태는 현미이고 가공한 것은 백미이다. 쌀은 겉껍질과 속껍질, 씨눈, 배젖배유으로 이루어져 있는데 겉껍질인 왕겨만 벗겨낸 것이 현미이다. 여기에서 계속 도정을 거쳐 속껍질과 씨눈을 완전히 제거하고 배젖만 남은 상태가 백미이다. 백미는 현미를 10번 정도 깎아서 거의 배젖만 남아 있는 상태다. 현미의 균형 잡힌 영양소가 거의 사라진 상태다.

백미는 정제된 탄수화물이다. 『현미밥 채식』의 황성수 작가는 "껍질을 벗겼다는 점이 다를 뿐, 현미 역시 생명을 품고 있는 씨앗이다"라고 말한다. 겉껍질인 왕겨만 벗긴 현미는 비타민과 무기질, 단백질과 불포화 지방산까지 갖춘 완벽한 영양 덩어리이다. 정제된 백미보다 현미를 먹는 것이 좋다. 탄수화물 식품이 본질적으로 몸에 나쁜 건 아니다. 정제·가공 과정을 거쳐 원물의 영양성분을 찾아볼 수 없을 정도로 변질이 되어 문제다. 탄수화물 식품을 정제했을 뿐 아니라 가공까지 거친 음식은 라면, 빵, 국수 등이 있다. 정제·가공된 탄수화물은 식이섬유와 비타민, 미네랄 등 영양성분이 제거되어 거의 당질만 남게 된 상태다.

국수만 하더라도 밀가루 반죽을 수타면이나 홍두깨 칼국수 또는 기계로 뽑으면 가공 과정이 짧다. 열처리 과정은 거의 없어 영양소가 보존된다. 이런 제품은 '생면'이라는 이름으로 팔리고 있다. 생면을 열풍 건조하면 '건면'이 된다. 국수 코너에 있는 소면, 중면 등이다. 열풍 건조가 아닌 식물성 경화유에 튀겨내면 '유탕면'이다. 흔히 접하는 라면이다. 가공 단계가 많으면 많을수록 열을 가하면 가할수록 영양소는 파괴되며 몸에 해로운 물질이 많이 생긴다. 가공 단계가 가장 적은 생면이 좋다.

탄수화물 식품에 고온180℃ 이상의 열을 가하면 발암물질인 아크릴아마이드가 생겨난다. 감자튀김은 탄수화물 식품이긴 하다. 고온의 기름에서 튀겨내므로 유해한 물질로 변해 몸에 해롭다. 단백질, 지방 식품인 육류 역시 고온에서 직화로 구우면 벤조피렌이라는 발암물질이 생겨난다. 벤조피렌은 WHO 산하 IARC가 지정한 1군 발암물질이다. 가공과 요리를 거치면 원래의 영양소는 찾아보기 힘들고 유해 물질, 심지어 발암물질까지 생겨난다. 특히 고온에서 경화유에 튀겨내는 초가공식품은 건강에 치명적이다.

설탕은 주로 사탕수수나 사탕무로 만들어진다. 사탕수수나 사탕무는 그 자체로는 해로울 게 없다. 다만 10여 단계가 넘는 물리·화학적 가공 과정을 거치면서 대부분의 영양소가 파괴된다. 가공된 설탕은 단순당인 정제된 당질만 남는다. 사탕수수 속에 자연적으로 존재했던 거의 모든 영양소가 파괴된다. 식이 섬유, 단백질, 지방, 효소, 미네랄, 비타민 등이 가공 과정에서 다 사라진다. 비타민A, B, D와 칼슘, 칼륨, 마그네슘, 철 등 미네랄도 모두 파괴되어 버려 영양소의 균형이 깨진다. 순수한 당질만 남은 것이 설탕이다. 고도로 가공된 설탕은 우리 몸을 망가뜨린다.

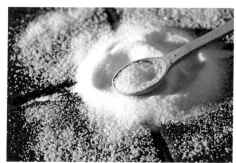 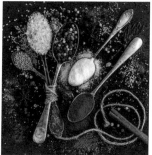

몸속에서 독소로 작용하는 가공된 설탕

설탕처럼 효소와 영양성분이 없는 정제된 당은 몸속에서 독소로 작용한다. 중화시키기 위해 몸속의 비타민과 미네랄이 필요하다. 몸에서는 알칼리성 미네랄을 뽑아 중화시키려 하므로 뼈와 치아가 망가진다. 특히 칼슘 5분 대기조인 뼈에서 뽑아 쓰기에 뼈가 약해지며 골다공증으로 진행될 위험이 있다. 황설탕, 흑설탕도 흰 설탕에 캐러멜시럽을 입힌 것이므로 흰 설탕보다 더 건강한 식품이라 할 수 없다. 캐러멜시럽은 원래 설탕을 졸여서 만들지만 대량 생산 공장에서는 화학물질로 만들어 색깔을 입힌다.

설탕 1인당 소비량은 2021년에는 27.9kg이다.

2021년 쌀 소비량 57kg이니 쌀의 거의 반이 되는 양을 설탕으로 먹고 있다. 콜라 500ml는 반 정도가 설탕이다. 그 정도의 설탕을 물에 녹이면 너무 걸쭉해서 마실 수가 없는데도 인산, 구연산 등 산도조절제를 넣으면 상쾌하게 마실 수 있다. 탄산음료는 거의 다 pH2.5~3.5인 산성 식품이다. 인산이 든 가당 음료를 많이 마시면 칼슘이 빠져나와 뼈가 약해진다.

옥수수를 가공해서 만든 고과당 옥수수시럽 HFCShigh fructose corn syrup은 액상과당으로도 불린다. 설탕보다 값이 싸고 단맛은 강해 거의 모든 가공식품에 들어간다. 탄산음료, 과일주스, 가당 음료 등에도 많이 쓰인다. 대표적인 고열량, 저영양 제품이다. 과당은 과일 속에도 있으므로 액상과당이라는 이름이 천연의 재료로 생각된다. 가공식품과 과자나 음료수, 커피시럽에 들어가는 액상과당은 농도가 과일과 비교할 수 없을 정도로 많이 농축되어 들어간다. 설탕처럼 혈액으로 급격히 흡수되어 혈당을 급격하게 올린다. 간에서 중성지방으로 쉽게 변해 심혈관계 건강을 위협한다. 비만과 당 중독의 원인이 된다.

식물에는 지방과 식이섬유가 서로 보완하면서 존재한다. 기름을 빼고 식이섬유를 버리면 미량 영양소들이 교란되기 시작한다. 정제된 100% 오일을 드레싱으로 과하게 사용하는 것은 부자연스러운 방법이다. 자연에 기름 100%인 음식은 없다. 식물성 기름 중 냉압착유cold pressed oil는 열처리 없이 압력만으로 기름을 짜낸다. 냉압착 또는 저온 압착유는 고온 압착유와 달리 향기와 영양성분을 최대한 얻을 수 있다. 이로운 점이 어느 정도 있지만 가공으로 인해 성분이 불안정한 상태이다.

옥수수에서 기름을 추출해 내려면 엄청난 양이 필요하다. 대두로 만든 콩기름 역시 헥산, 벤진이라는 맹독성 유기용제로 녹여서 만든다. 기름을 추출하고 남은 콩탈지 대두은 단백질 가공식품의 원료가 된다. '탈지 대두'는 간장, 된장 등과 두부, 사료, 빵, 소시지, 콩 음료 등을 만드는 데 쓰인다. 탈지 대두 중에서도 분리 대두 단백은 단백질 함량이 90%로 높다. 분리 대두 단백은 미트볼, 햄버거 패티, 콘비프 등의 육제품에 많이 쓰인다. 그 외에도 영양 보급 식품인 단백 분말 제품, 프로틴 제품, 두유 등에 사용된다.

여행을 가거나 채소·과일식을 제대로 할 수 없을 경우엔 살아있는 음식보다는 농축, 가공, 조리된 음식을 하루 종일 먹게 된다. 그런 경우에는 어김없이 저녁에 많은 양의 물을 찾게 된다. 낮 12시까지는 금식하고 채소 · 과일로 첫 끼를 시작하면 갈증이 거의 느껴지지 않는다. 시리얼이나 라면으로 한 끼를 해결하면 초가공식품의 비율이 100%에 가깝다. 반 이상은 살아있는 음식을 먹어야 질병 예방을 한다. 몸은 놀라울 정도로 자연 치유력이 있어 회복 재생을 하지만 온전하게 가공식품으로 기울어지면 영양소의 균형이 깨져 질병이 찾아올 수밖에 없다.

고품질의 원물을 가공시켜 저품질의 식재료로 만들어 버리고 부족한 수분과 영양소를 채우기 위해 다시 또 물을 마시고 기능식품을 사 먹는 복잡한 식생활을 개선해야 한다. 문명화된 세상에 살고 있어도 우리 몸은 자연의 순리대로 작동한다. 음식을 변형시켜 지속적으로 먹으면 질병과 가까워지게 되어 있다. 가공 과정에서 유해물질, 발암물질이 생겨나 몸 안에서 유익한 활동을 하지 못한다. 배출되어야 할 노폐물, 독소가 되어 일거리만 안겨준다.

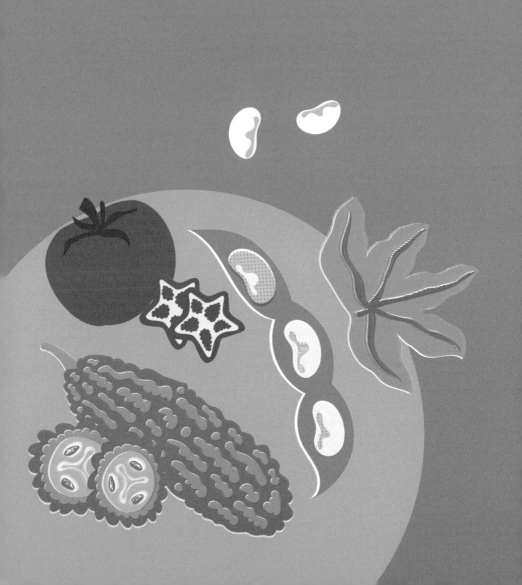

chapter
2

채소 · 과일식의 비밀

- 시작하기 전에 알아야 할 필수 정보

디톡스 도우미 : 채소·과일의 영양소와 항산화 효과

　　항산화 성분이 가장 많이 들어있는 것이 과일, 그다음이 채소
이다. 과일 속에는 잘 알려진 비타민과 미네랄 외에도 식이섬유
와 파이토케미컬식물 영양소 등도 들어 있다. 몸에는 여러 가지 이
유로 독소가 쌓인다. 해독하는 가장 효과적인 방법은 항산화 성
분이 많은 채소·과일을 먹는 것이다. 몸에서 해독을 많이 할수

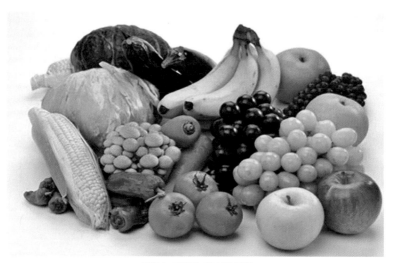

디톡스 도우미, 채소와 과일

록 유해한 활성산소반응성이 큰 산소가 많이 생긴다. 항산화 성분은 활성산소를 중화시켜 간과 장의 독소를 해독해 준다. 우리 몸은 적재적소에 필요한 영양소를 잘 공급해 주면 건강하게 살 수 있다. 성장뿐 아니라 고장 난 세포의 수리와 복원, 독소와 노폐물 배출 등 모든 대사기능이 원활해진다.

인체는 음식을 소화시켜 에너지를 만들지만 동시에 독소도 생겨난다. 독소란 몸의 항상성을 무너뜨리고 해를 끼치는 활성산소나 염증 같은 물질이다. 생활 환경에서는 끊임없이 독소와 노폐물이 생겨난다. 독소는 밖에서 들어오는 외인성 독소와 신진대사 과정을 거치면서 발생하는 내인성 독소로 나눌 수 있다. 독소를 일으키는 외부적 요인은 가공식품 속의 식품 첨가물, 효소 없는 음식, 당 독소를 일으키는 튀김 음식 등이 있다. 매연, 외부 병원체 등도 있다. 내부 독소는 대사 과정에서 발생하는 활성산소, 노폐물과 찌꺼기 등이 있다. 완전 소화가 이뤄지지 않기 때문이다.

독성 물질은 혈액과 림프액을 따라 순환하다 해독기관으로 이동해 몸 밖으로 배출된다. 해독기관에 해당하는 장기는 간, 장, 신장, 폐이며 4대 해독기관이라 한다. 인체의 해독기관에서는 독성 물질을 중화해서 배출한다. 대표적인 해독기관인 간은 인체의 화학공장으로 많은 독성 성분을 중화한다. 몸에 독소 양이 많아서 다 처리할 수 없는 경우에는 소화불량, 피로감 등 다양한 이상증세가 나타난다. 피부는 땀샘으로 독소를 배출한다. 독소 양이 많으면 피지선을 통해 내보낸다. 뾰루지, 발진, 여드름, 습진 등으로 나타난다. 처리할 수 없을 정도로 많으면 몸의 저장공간 지방 등에 저장한다.

인체의 해독기관은 몸에서 생기는 독성 물질을 무독 또는 독성이 낮은 물질로 바꾼다. 노폐물과 독소를 많이 해독하는 간에서 활성산소가 많이 생긴다. 유해한 활성산소는 정상세포를 변성시켜 질병과 노화를 앞당기게 한다. 독소가 쌓일 때 처음엔 큰 이상이 없지만 계속 쌓이면 주변 세포가 조금씩 망가진다. 활성산소는 인체를 순환하면서 세포에 독성을 일으켜 심혈관 질환을 일으킨다. 고지혈증, 고혈압, 당뇨와 같은 대사관련 질환으로 시작된다.

활성산소가 아예 없는 것이 좋은 것은 아니다. 적당량의 활성산소는 우리 몸을 보호해 준다. 그러나 지나치게 많이 생기면 공격적이 되어 건강한 인체세포에 손상을 입힌다. 과식, 술, 담배, 과한운동, 약물, 화학물질유입 등이 원인이다.

반응성 강한 활성산소는 인체 세포막을 공격해 신호전달체세에 이상이 생긴다. 체내 효소들을 비활성화 시키고 면역력을 떨어뜨린다. 즉 세포의 구조를 망가뜨리거나 기능을 손상케 하여 질병과 노화의 원인이 된다. 공격 대상이 되는 세포의 DNA와 결합하면 재생을 막아 암을 유발한다. 우리 몸은 다량의 활성산소를 막고 인체를 보호하는 항산화 시스템을 갖추고 있어 건강한 정상세포 내에서는 어느 정도 분해되어 사라진다. 하지만 나이가 들수록 40세 이상 항산화 효소의 기능이 떨어져 각종 성인병, 암 등에 노출되기 쉽다.

비타민C도 비타민의 한 종류이긴 하지만 몸 속에서 하는 일은 활성산소를 분해해서 몸의 산화적 상태를 중화시키는 역할이 크다. 활성산소의 중화제가 항산화성분이다. 항산화작용을 하는 성분은 비타민C 외에도 비타민E, 베타카로틴, 글루타치온 등이 있다. 항산화제가 듬뿍 든 채소·과일은 몸을 해독한다. 인체세포를 보호해 몸을 건강하게 만든다. 질병과 노화를 예방해준다.

2008년 《코크란 리뷰》는 항산화제를 음식이 아닌 보충제의 형태로 먹어주는 것은 의미가 없다고 한다. 《코크란리뷰》는 단체나 기업체의 경제적 후원을 받지 않기에 신뢰도가 높게 평가되고 있다. 단 어떤 음식이든 신선해야 하며 가공되면 효과가 없다. 건조나 열처리 하는 것은 생명력을 잃는 것이다. 가공된 과일은 몸에서 독성 성분이 될 뿐이다. 중화시키려면 몸의 에너지를 써야 한다.

우리 몸은 적절한 영양 공급과 해독이 원활하게 이루어지면 질병 없이 살 수 있다. 필요한 영양소를 공급해 주면 기능이 떨어진 부분을 스스로 치유한다. 정상으로 돌려놓을 수 있는 능력이 있다. 동물들은 비만해져 뒤뚱거리며 걷지 않고 배설이 안 되어 변비에 시달리지도 않는다. 이런 자가 치유 능력은 자연의 원리이기에 우리 인간도 예외가 아니다. 인체의 자정능력, 자연 치유력, 항상성이다.

자연이 자정능력으로 스스로 정화하듯 자연의 피조물인 동식물도 스스로를 치유하는 능력이 있다. 다만 몸의 대사 과정이 원활하게 이뤄질 수 있도록 영양분을 제대로 공급해야 한다. 효소, 호르몬 등을 만드는 원재료인 영양성분이 갈려나간 정제 식품을 지속적으로 먹으면 병에 걸린다. 오염되지 않은 자연의 음식을 먹고 독소와 노폐물을 배출시키면 자정능력, 자연 치유력이 잘 기능해 건강하게 살 수 있다.

약알칼리성의 마법 : 칼슘 손실을 막는 식습관

살아있는 생명체는 체온이나 혈당 산·알칼리 농도를 항상 일정하게 유지하려는 항상성이 있다. 인체는 세포와 체액의 산도를 약알칼리성 pH7.4로 유지한다. 하지만 현대인은 식생활과 이런 저런 이유로 몸이 산성화 되는 경향이 있다. 몸을 산성화 하는 요인들로는 가공, 조리된 음식, 동물성 음식, 탄산음료, 커피, 담배, 술, 약물 등이 있다. 수면과 휴식 부족, 정신적 스트레스도 밀접한 관련이 있다. 음식물이 산성인지 알칼리성인지를 판단하는 기준은 분해되었을 때 최종적으로 남는 미네랄의 성질에 달려있다. 산성 미네랄이 우세한지 또는 알칼리성 미네랄이 우세한지에 따라 정해진다.

동물성 단백질은 몸 속에서 질소 화합물이나 유황화합물, 인 등 산성 미네랄로 분해된다. 황을 함유하고 있는 메티오닌과 시스테인이라는 아미노산이 풍부하기 때문이다. 이 아미노산들이 대사되면서 혈액을 산성화시킨다. 혈액 속 인과 칼슘은 항상 일정한 비율로 1인:1 이상칼슘 있어야 한다. 고기를 먹고 핏속에 인의 농도가 높아지면 칼슘도 덩달아 높아져야 한다. 5분 대기조인 뼈에서 칼슘이 쏟아져나온다. 이때 꼭 필요한 양만 뼛속에서 나오면 좋은데 인체는 응급상황으로 인지하여 많은 양이 쏟아져나온다.

알칼리성 미네랄의 대표격인 칼슘은 우리 몸에 있는 가장 많은 미네랄이다. 인산칼슘염의 형태로 99%가 뼛속에 있다. 나머지 1%는 혈액과 세포에 있다. 이 농도가 중요하다. 육식으로 핏속 인의 농도가 높아지면 칼슘도 균형을 이루기 위해 뼈에서 빠져나온다. 꼭 필요한 양만 나오면 되는데 한꺼번에 많은 양의 칼슘이 쏟아져 나온다. 칼슘 농도가 낮아지면 신경계가 손상되고 혈관과 면역기능이 약해지며 경련 등 응급상황이 발생할 수 있기 때문이다. 인체는 이런 비상상황을 막기 위해 다량의 칼슘을 소모한다. 육식을 자주 하면 혈중 미네랄 비율을 맞추기 위해 칼슘이 쏟아져 나오는 일이 반복된다.

칼슘이 빠져나간 뼈는 약해져서 골다공증으로 진행된다. 혈액 속 과다해진 칼슘은 혈관 벽 여기저기 달라붙어 피를 엉기게 하고 동맥경화 등 각종 심혈관 질환을 일으킨다. 높은 칼슘농도는 신장결석이 될 가능성도 높다. 동물성 단백질은 소변으로 배설되는 칼슘의 양이 많아진다. 식물성 단백질은 그렇지 않다. 이런 이유로 많은 양의 칼슘을 섭취해도 골다공증이 생기는 것이다. 고기로 인해 산성화된 몸을 중화시키기 위해 칼슘이 뼈에서 빠져나와 골다공증이 되는 것이다.

알칼리성 미네랄인 칼슘의 중요한 기능 중 하나는 산성물질을 중화시키는 것이다. 인체는 소량의 칼슘도 적절히 잘 사용할 수 있다. 뼈에서 칼슘을 뺄 상황을 만들지 않는 것이 더 중요하다. 콜라 등 탄산음료에 산도조절제로 들어가는 인산을 피하는 것이 좋다.

칼슘이 뼈 건강에 중요한 성분은 맞지만, 섭취량만 늘린다고 뼈가 무조건 건강해지는 것은 아니다. 칼슘은 몸 속에서 흡수율과 생착률이 낮은 편이다. 소화·흡수시켜 뼈까지 이동시키는 일도 만만치 않다. 비타민D는 칼슘과 인을 운반하고 흡수를 증대시켜 뼈를 튼튼하게 한다. 비타민D도 비타민이라 불리지만 몸 속에서 호르몬 역할을 한다. 햇빛을 받으면 피부세포의 세포막에서 자외선을 빨아들여 비타민D가 생성된다. 자외선은 비타민D 생성뿐 아니라 피부세포 기능을 활성화하고 면역시스템을 작동시킨다.

몸은 항상성이 있어 어느정도 산도를 조절할 수 있다. 그러나 산성음식 섭취가 지속적으로 많으면 항상성은 깨지고 각종 질병에 시달리게 된다. 혈액을 산성화 시킨다. 혈액을 산성화 하므로 육식을 과하게 하면 몸도 산성으로 기운다. 알칼리성인 신선한 채소·과일을 먹고 균형잡힌 생활을 유지하는 것이 중요하다. 인체는 소량의 칼슘도 적절히 잘 사용할 수 있다. 현재 우리

나라 국민의 칼슘 섭취량은 충분하므로 많이 먹어서 보충하는 것
보다는 뼈에서 칼슘을 뽑아 쓸 상황을 만들지 않는 것이 훨씬 효
율적이다.

육식 위주의 식단은 몸을 산성화시킨다. 몸속에서 알칼리성
이 되는 채소·과일은 알칼리성 미네랄인 칼슘의 소실을 막아
준다. 우리 몸은 산과 알칼리 균형을 어느 정도는 자율적으
로 조절할 수 있다. 명상, 가벼운 운동 등도 산도를 낮추기는
하지만 음식이 더 큰 영향을 준다. 우리는 몸에 좋은 어떤 것
을 찾아 먹으려 하지만 칼슘의 경우는 몸에서 배출하지 않는
것이 더 효과적이다. 혈액 속 인과 칼슘의 비율을 맞추느라
다량의 칼슘이 배출되기 때문이다.

알칼리성 미네랄인 칼슘은 우리 몸에서 가장 많은 무기질이
며 성인의 경우 평균 1kg 가지고 있다. 칼슘은 흙 속에 있는
미네랄이다. 창조되거나 파괴되지 않는 기본적인 무기질 성
분이다. 땅속의 무기질을 식물이 뿌리를 통해 흡수해 잎과
열매 속에 저장한다. 모든 녹색 잎채소에는 칼슘이 들어있으

채소과일식의 정석

므로 신선한 채소·과일을 충분히 먹어주면 부족하지 않다. 칼슘은 들깨, 참깨 등 깨에 특히 많고 다시마, 김, 브로콜리, 배추, 양배추, 상추 등 녹색 채소와 콩이나 두부에도 들어 있다. 대부분의 과일에도 칼슘이 들어있으므로 식물 속에 가득한 칼슘을 그대로 먹으면 된다.

뼈 건강에는 칼슘뿐 아니라 흡수와 생착을 도와주는 비타민 D의 역할도 크다. 비타민D를 합성하는 자외선은 UVA이다. 자외선 A의 강도가 높은 시간대는 오전 10시~오후 3시 사이다. 하루에 20분 내외로 일주일에 2~3회 팔이나 다리를 햇볕에 노출시켜 주면 좋다. 구름 낀 날이나 그늘진 곳 또는 얇은 천으로 피부를 가려도 비타민D는 생성된다. 좀 더 긴 시간을 노출하면 되므로 적극 활용하는 것이 좋다. 50세 이후부터는 피부가 얇아져 비타민D 생성량이 감소하므로 노출 시간을 2배 정도 늘려주는 것이 좋다.

태양에 과하게 노출되어도 비타민D의 독성이 있는 것은 아니지만 피부가 그을릴 수 있다. 오후가 아닌 자외선 A가 강한 오전이나 낮 시간대를 이용하는 것이 좋다. 팔과 다리를 어느 정도 햇빛에 노출시킨 후에 자외선 차단제를 바르는 것이 좋다. 우리 몸은 햇볕이 좋은 계절에 초과로 생성된 비타민D를 지방 속에 저장해 두었다가 겨울에 뽑아 쓴다. 자외선에 의해 생성된 비타민D의 몸에서 활성 능력은 보충제보다 높다고 한다. 참고로 보충제 비타민D의 원료는 양털 추출물이다.

고기 대신 뭐? 단백질 재활용의 과학

우리 몸은 고정된 것처럼 보이지만 그렇지 않다. 혈액 속에서 산소와 영양소를 세포로 운반하는 적혈구는 1초에 200만 개가 새로 태어나고 죽는다. 피부 표피세포도 5일마다 새로운 세포로 바뀌며 아래에 있는 진피층까지 바뀌려면 28일이 걸린다. 살을 뺀 후 처진 얼굴 피부가 몇 달 지나면 회복되는 것도 세포가 죽고 새로 태어나는 과정에서 재생되기 때문이다. 위장의 상피세포도 5일을 주기로 죽고 재생되며 뼈는 2년이 걸린다. 인체는 순환 주기에 따라 노화된 세포가 사멸하고 새로 태어난다. 기능이 떨어지거나 변성된 세포가 재활용되기도 한다.

세포재생의 과정에는 세포자멸과 자가포식오토파지 autophasy이 있다. 세포자멸은 세포의 일생 주기에서 일어나는 자연스러운 현상이며, 자가포식은 불필요해진 세포 구성성분을 스스로 파괴하여 단백질을 재활용하는 것을 말한다. 오토파지는 스스로 먹는다는 그리스어의 어원이다. 특히 영양 공급이 제대로 일어

채소과일식의 정석

나지 않을 때 즉 단식 시간에 일어난다. 세포 내 불량한 물질들을 분해해 새로운 세포나 에너지로 이용하는 것을 말한다. 즉 자가포식이란 세포 내에서 이루어지는 재활용 시스템이라 할 수 있다.

2016년 일본 오스미 요시노리 교수가 자가포식, 오토파지의 메커니즘을 발견하여 노벨 생리 의학상을 수상했다. 세포 내 기능이 저하된 소기관, 변형된 단백질, 세포질의 노폐물 쓰레기 등으로 새로운 물질을 만드는 것이다. 자원의 업사이클링과 비슷한 개념이다. 오토파지는 건강, 장수와 밀접한 관계가 있는 활동이다. 세포 안에서 오토파지가 제대로 이루어지지 않으면 쓰레기들이 쌓여 질병이 된다. 손상된 미토콘드리아나 죽은 세포는 독성이 있어 청소해 주어야 한다.

우리 몸에 들어오는 영양분이 지속적으로 많으면 세포는 계속 분열한다. 재활용에는 관심이 없다. 계속 분열하면 텔로미어 길이가 점점 짧아진다. 텔로미어는 세포핵 안의 염색체 말단 부분을 감싸고 있는 물질이다. 세포의 복제는 정해진 횟수가 있는데 인간의 경우는 약 60번이 한계이다. 무한정 복제할 수 없다. 복제를 멈추면 사멸이 되어 생명체는 노화하거나 죽는다. 텔로미어가 손상되지 않으면서 세포분열이 천천히 진행되면 노화를 점진적으로 오게 할 수 있다. 즉 오토파지는 세포분열에 에너지를 덜 쓰고 자가포식에 에너지를 더 써 효율을 극대화하므로 분열하는 것보다 더 좋은 효과를 낸다.

　소고기 스테이크, 삼겹살 등 동물성 단백질을 먹는다고 몸에 단백질이 생기지 않는다. 동물의 단백질을 인간의 몸에 쓸 수 없다. 식물성이든 동물성이든 단백질은 몸속에서 아미노산으로 분해하여 사람이 쓸 수 있는 인간화된 단백질로 다시 만들어져야 한다. 단백질이 몸속에서 최종 분해되는 영양소는 아미노산이다. 아미노산은 몸의 구성 물질, 근육, 피부, 머리카락 등을 만든다. 생리 화학적 반응을 촉매하는 효소나 호르몬도 만든다. 면역을 담당하는 항체의 주성분이 된다. 아미노산은 인체를 구성하고 생리기능을 활성화하는 물질을 만든다.

　몸에 쓰이는 단백질의 32% 정도가 우리가 먹는 음식으로 흡수되며 나머지 68%는 죽은 세포, 낡고 기능을 다한 호르몬이나 효소 등이 재활용된 것이다.[3] 단백질은 한 번 사용하고 버리는 것이 아니고 재사용된다. 조직 근육, 간, 뇌, 신장, 혈액 등의 수명이 다 된 세포, 생리 활성물질인 효소와 호르몬, 위장관계에서 분비되는 하루 4L 정도의 위액, 십이지장, 췌장 등 소화관에서 분비되는 점액과 탈락되는 위장관계에서 떨어져 나온 상피세포 등이 재활용된다. 이들은 음식물과 함께 소화과정을 거치며 인체에 다시 흡수된다. 이렇게 재흡수되는 단백질의 양은 음식으로 섭취되는 단백질 양의 2배 이상이다.

이의철 저자의 『천천히 조금씩 자연식물식』에 단백질의 최소 필요량, 평균 필요량, 권장 필요량에 대한 설명이 있다. 최소 필요량은 생물학적 기능을 유지하기 위한 최소량이다. 평균 필요량은 전체 인구 50%의 필요량을 충족하거나 상회하는 양이다. 권장 섭취량은 전체 인구 97.5%의 필요량을 충족 또는 상회하는 수준이다. WHO세계보건기구의 가이드라인은 체중 1kg당 최소 필요량 0.3g, 평균 필요량 0.66g, 권장 필요량 0.83g이다. 우리나라는 이보다 약간 더 높다. 이의철 저자는 평균 필요량을 살짝 상회한 단백질 수준의 섭취를 권고하고 있다. 즉 하루에 단백질 섭취량은 체중 1kg당 1g에 약간 못 미치는 수준이면 좋다.

단백질을 구성하는 표준 아미노산은 20종류가 있는데 이 중 9개의 필수 아미노산과 아이소류신, 류신, 라이신, 트립토판, 발린, 히스티딘, 메티오닌, 페닐알라닌, 트레오닌선택적 필수인 아르기닌 등 11개의 비필수 아미노산이 있다. 필수 아미노산은 더 중요하다는 뜻은 아니고 비필수 아미노산처럼 몸 안에서 만들 수가 없으니 음식으로 섭취해야 한다는 의미이다. 동물성 단백질에는 필수 아미노산 9종류가 다 포함되어 있으나 식물성 단백질에는 8종류가 들어있다.

밀에는 필수 아미노산인 라이신이 부족하지만 밀만 먹는 것은 아니므로 걱정할 게 없다. 다양한 채소와 곡물을 먹으면 필수 아미노산 9종류를 다 섭취할 수 있다. 비필수 아미노산은 필수 아미노산으로부터 합성할 수가 있어 꼭 음식으로 섭취할 필요는 없다. 과일의 단백질은 대체로 4~8%이며 채소는 10~30%의 단백질이 있다. 채소는 칼로리가 낮아 많은 양을 섭취해도 크게 증가하지 않는다. 식물성 단백질로도 충분한 단백질 양을 채울 수 있다. 현미 100g 속 단백질은 7.4g이며 백미는 6.5g, 중간 크기의 양상추 한 개약 50칼로리는 약 5.5g 정도 들어있다.

우리는 단백질이 몸에 중요한 영양소이므로 꼬박꼬박 챙겨 먹어야 한다고 들어왔다. 단백질은 중요하지만 다른 영양소보다 더 중요하거나 덜 중요하지 않다. 유기체가 생명 활동을 유지하기 위해서 영양소가 하는 일은 다르지만 중요도는 같다. 심장이 더 중요하다거나 뇌가 또는 혈액이 더 중요하다고 할 수 없다. 동물성 단백질은 대사 과정에서 질소화합물을 만들므로 이를 해독하는 간과 신장에 무리를 준다. 이 과정이 인체에서는 에너지를 많이 소모해야 하는 고된 작업이다. 일반적인 음식이 소화, 분해 되어 몸속을 빠져나가는 데 걸리는 시간은 24~30시간 정도다. 육류를 먹으면 두 배 이상의 시간이 걸린다.

『노화의 종말』의 저자 데이비드 A. 싱클레어 박사는 "에너지의 관점에서 볼 때 좋은 소식은 식물성 단백질 십취만으로 모든 아미노산을 얻을 수 있다는 것이다. 안 좋은 소식은 대다수 육류와 무게로 비교했을 때 식물 섭취로 얻을 수 있는 아미노산

채소과일식의 정석

양이 더 적다는 것이다. 그러나 활력이라는 관점에서 보면 그 점은 희소식이다. 그럴 경우 몸에 공급되는 아미노산의 양이 전반적으로 또는 어느 한 가지라도 부족하기 마련이므로 몸이 스트레스를 받아서 생존 회로를 활성화하기 때문이다"라고 한다.

싱클레어 박사는 식물성 단백질만으로 모든 아미노산을 만들수 있다고한다. 필요한 양은 되지만 충분한 양에는 못 미치는 경우이다. 이런 경우 인체는 되려 몸의 생존 회로를 활성화시켜 활력을 지속시킨다고 한다. 즉 인체는 풍부한 단백질 상태가 아니라는 점을 알아차려서 생존 회로를 가동시키는 것이다. 세포의 자가포식 우선순위를 정해서 재활용을 시작한다. 세포분열에 쓰던 에너지를 돌려서 낡고손상 된 세포들을 분해하고 재활용을 시작한다. 건강을 유지하고 노화를 늦출 수 있는 방법이다.

현재 육류는 대량으로 공급하기 위해 공장식 축산 방식으로 키운다. 공장식 축산으로 키우는 육류는 사료가 풀이 아니고 옥수수와 같은 씨앗이므로 오메가–6 비중도 크다. 그 과정에서 사용하는 성장 호르몬, 항생제 등도 주로 지방 속에 잔류한다. 1980년대 중반 대학 다닐 때 서울대학교 유기화학 교수님께서 연구 프로젝트에 대해 잠시 말씀하셨다. 공장식 고기의 항생제나 불순물 등 화학물질을 분리해 달라는 프로젝트를 의뢰받았다고 들었다. 목초를 먹고 자란 가축의 고기는 구하기가 힘들기 때문이다. 육류 속의 나쁜 성분들을 분리해 줄 수 있는지 하는 연구과제였다고 한다.

고기는 먹되 육류 속 나쁜 성분은 먹지 않겠다는 것이다. 육류를 조리할 때 몸에 좀 덜 해로운 방식이 있다. 불에 구우면 '벤조피렌'이라는 발암물질이 다량 오염된다. 숯불이나 직화 방식, 은박지에 구워 먹거나 고온의 기름에 튀겨먹는 방식은 피해야 한다. 찜이나 물에 삶은 수육의 형태로 먹는 것이 건강에 좋다. 냄비 바닥에 배추나 무 양배추, 양파 껍질, 대파 뿌리 등 냉장고에 있는 적당한 채소를 깔고 향신료와 물을 약간 붓고 고기를 올려 수증기로 쪄서 먹는다. 물로 용출되는 영양소를 줄이고 밑에 깐 채소의 향과 영양성분도 보태져 맛이 좋다. 그 밖에도 고기와 같이 제공되는 마늘과 생채소 속에 있는 식이섬유와 비타민C는 고기의 독성을 중화하므로 꼭 같이 먹으면 좋다.

생명력이 살아있는 효소 : 신진대사의 숨은 조력자

효소enzyme는 인체 내 거의 모든 생화학 반응을 촉매하는 단백질이다. 소화효소는 소화, 분해, 흡수, 배출 등 소화 전 과정에 관여한다. 효소를 이용해 소화하고, 에너지를 만들고, 면역 작용을 한다. 효소는 2,000여 가지가 넘으며 종류도 다양하다. 효소가 잘 안 만들어지면 면역력이 저하되어 각종 질병이 따라온다. 소화효소는 몸 안에서 만들어지기도 하지만 효소가 풍부한 음식을 섭취해서 얻기도 한다. 소화효소가 활성화되는 온도는 우리가 편하게 음식을 섭취할 수 있는 35~40℃이다. 그 이상이 되면 활성이 급격히 떨어진다.

효소는 섭씨 54℃ 이상의 온도에서는 파괴되므로 열로 뜨겁게 익힌 음식은 효소가 거의 없다. 150℃ 이상의 기름으로 튀기는 유탕면 라면, 과자, 패스트푸드 등의 공장음식에는 효소가 없다. 몸에서 만들어지는 효소만으로 소화해야 한다. 효소는 열처리를 하지 않은 신선한 자연의 음식을 통해서 얻을 수 있다.

몸에 있는 소화효소는 탄수화물, 단백질, 지방을 분해한다. 영양소가 소장에서 흡수되는 것을 돕는다. 효소는 체온과 비슷한 온도와 적합한 pH에서 가장 활성을 띤다.

　만약 소화효소가 나오지 않으면 소화가 되지 않거나 너무 더디게 일어난다. 밥을 먹어도 소화가 안 된다. 입과 위에서 음식을 물리적으로 잘게 쪼개도 화학반응이 일어나지 않기 때문이다. 소화를 시키는 화학 촉매제인 효소가 없어 몸에서 쓸 수가 없다. 효소는 가수분해 과정을 통하여 고분자물질을 저분자물질로 분해한다. 건강한 성인은 간에서 효소 1천여 개를 스스로 만들어 낼 수 있다. 그럼에도 완벽한 소화를 위해서는 살아있는 음식 그 자체가 가진 효소가 필요하다.

　한 가지 효소는 한 가지 영양소에만 작용하는 특이성이 있다. 예를 들어 침 속에 있는 프티알린ptyalin은 녹말을 엿당말토오스으로 분해한다. 소화효소 프티알린ptyalin은 99% 이상의 물과 전해질에 항균물질이 들어있어 세균을 살균한다. pH7의 중성에서 활성화된다. 아이들은 침을 줄줄 흘리지만 나이 들수록 침이 말라가듯 나이가 들수록 효소 분비가 감소한다. 60세가 되면 30대 때보다 효소가 50%나 감소한다는 연구 결과도 있다. 효소가 부족하면 면역력도 떨어진다.

　현대인의 주식을 차지하고 있는 밥, 라면, 빵, 패스트푸드 위주의 식단은 효소를 비롯해 인체를 해독하고 에너지를 주는 미량 영양소가 부족하다. 정제·가공된 당질 위주의 식습관은 비만과 질병이 올 수밖에 없다. 노폐물과 독소가 쌓이는 식단이다. 효소가 가득한 살아있는 음식 섭취를 늘려야 한다. 나이가 들어서 살이 찌고 질병에 걸리기도 하지만 잘못된 생활 습관 특히 식생활 습관으로 생기는 병이 더 많다. 예전엔 성인병이라 부르던 대사증후군을 생활습관병으로 부르듯 음식과 질병의 관계는 상당하다.

효소가 잘 안나오는 원인으로는 가공음식, 스트레스, 빨리 식사하는 습관 등이 있다. 소화효소가 부족하면 소화불량, 속쓰림, 복통, 복부 팽만감 등의 증세가 나타난다. 영양소 흡수와 독소배출이 안 되어 상하부 소화기관이 서로 부담을 준다. 채소·과일은 최대한 살아있는 상태로 먹어야 효과가 극대화가 된다. 2010년 판 <미국인을 위한 식생활 지침>에서도 과일과 채소 섭취량을 늘려야 한다고 권장하고 있다.[4]

모든 채소와 과일, 견과류와 씨앗류는 자연 상태에서 효소가 살아있다. 파인애플에 있는 브로멜라인, 키위에 있는 액티니딘, 파파야에 있는 파파인 등은 천연의 단백질 분해효소이다. 탄수화물 식품의 소화를 돕는 효소는 망고와 바나나 안에 있는 아밀라아제이다. 지방분해 효소인 리파아제는 아보카도와 알로에베라에 들어있다. 식혜를 만들 때 아밀라아제가 포함된 엿기름이 발효되어 단맛이 나는 것은 곡물 속 효소의 원리를 이용한 것이다. 살아있는 채소·과일은 그 안에 효소가 풍부해 정제 곡물, 가공식품 위주의 불균형한 식사로 떨어진 대사기능을 도와준다.

신선한 식재료, 불에 익히지 않은 식재료의 비중을 높이면 건강해진다. 현재 우리 식생활은 농축되고 칼로리 밀도가 높은 음식이 대부분이다. 3대영양소 섭취는 많은데 이를 태워버릴 수 있는 미량 영양소가 부족하다. 촉매제 역할의 효소, 비타민, 미네랄, 섬유질, 항산화 영양소 섭취가 부족하다. 신선한 채소·과일에 포함된 소화효소는 몸 안의 소화 전 과정을 도와 과잉의 칼로리를 지방 속에 저장하지 않고 태워버릴 에너지를 준다.

소화관에 있는 효소는 거대영양소인 탄수화물, 단백질, 지방을 분해해 장에서 혈류로 흡수되는 것을 돕는다.

분해된 영양소는 작은창자 내 융털에서 흡수한다. 융털 표면의 미세 융모 안에 있는 모세혈관과 림프관으로 흡수된다. 수용성 영양소는 모세혈관으로 지용성은 림프관을 통해 인체 내로 흡수된다. 모세혈관은 포도당과 아미노산을 흡수하여 순환한다. 지용성 비타민과 지질은 림프계로 흡수되어 인체 순환하며 활동한다. 충분히 씹지 않아도 탄수화물이 소화되는 이유는 췌장에서 나오는 소량의 아밀라아제 덕분이다. 양은 적지만 활성이 높아서 탄수화물과 단백질의 50% 정도 소화를 담당한다.

채소과일식의 정석

Helpful
Tips

필자는 과자를 거의 안 먹지만 어쩌다 한 번 먹으면 속이 더부룩하고 기분이 나쁘다. 효소가 없는 공장 음식이기 때문이다. MSG를 비롯해 달고 짠 과자에 많이 들어가는 화학 첨가제는 뇌신경 세포를 파괴한다. 과자가 우울증을 일으킨다는 연구도 있다. 소화제를 먼저 찾지 말고 자연의 소화제, 효소가 듬뿍 든 살아있는 과일과 채소의 비율을 늘려보자. 식단의 절반 이상은 원물 또는 최소한의 가공만 거친 식재료로 채우면 크게 도움된다. 고온에서 열처리되는 가공식품은 효소가 없다. 생명이 죽은 공장 음식보다 효소가 듬뿍 든 채소·과일이 몸을 살아나게 한다.

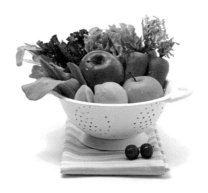

껍질 속의 보물 : 파이토케미컬phytochemical의 힘

육식동물은 초식동물을 먹고 살아간다. 초식동물은 식물을 먹이로 존재한다. 곧 육식동물도 식물에 의존해 살아간다고 볼 수 있다. 식물은 태양에너지를 연료로 삼아 물과 이산화탄소로 탄수화물을 만들어 낸다. 잎의 엽록소가 공기 중 이산화탄소를 이용하여 포도당을 생산하는 과정이 광합성이다. 식물의 엽록소 성분은 동물의 생체 대사 작용을 원활케 하는 영양소의 집합체이다. 식물은 땅속의 무기 미네랄을 뽑아 올려 유기 미네랄로 바꾸어 우리 몸속에서 잘 쓰일 수 있게 만들어 준다. 무기질과 비타민, 항산화 성분이 풍부하여 몸속의 유해한 활성산소를 중화시켜 질병과 노화를 예방한다.

채소·과일은 빨강, 노랑, 초록, 보라, 흰색 등 다양한 색깔을 가지고 있다. 색깔 속에는 파이토케미컬phytochemical이라 불리는 식물 영양소가 있다. 파이토피토 phyto는 식물, 케미컬chemical은 화학성분이라는 뜻의 합성어이다. 식물 안에 있는 화학적,

약리적 성분이다. 식물은 움직일 수가 없으므로 외부 환경으로부터 스스로를 보호해야 한다. 강렬한 자외선, 다른 경쟁자나 포식자, 외부 병원체 등의 침입에 대항해야 한다. 스스로 만들어 내는 방어 물질이 파이토케미컬이다. 채소·과일의 색깔과 맛, 향을 결정하는 물질이며 수많은 종류가 있다.

파이토케미컬은 생장 및 발달에 기본적으로 필요하며 채소·과일, 곡물, 나무껍질, 줄기, 뿌리, 꽃, 차와 와인 등에 존재한다. 전통적으로 식물 속 약용 성분을 이용해 약제 또는 독초로 사용해 왔다. 식물의 화학성분이자 영양소인 파이토케미컬의 효용을 알고 이용해 온 것이다. 파이토케미컬은 식물이 외계와의 관계 속에서 스스로 보호하기 위해 만들어 낸 물질이다. 과일의 껍질과 껍질 바로 밑에 부분에 많다. 가능하면 영양소가 농축되어 있는 껍질째 먹으면 좋다.

식물의 탄수화물, 단백질, 지방 등 거대 영양소는 우리 몸을구성하는 성분이 된다. 파이토케미컬은 미량 영양소로서 건강을 지켜준다. 여태껏 밝혀진 파이토케미컬의 효능은 특히 혈관에 좋다. 파이토케미컬의 화학적 성분은 침입자를 물리치기 위한 것이므로 미량의 독성 성분이 있다. 이는 몸에 자극을 주어 다른항산화물질 생성을 촉진한다. 면역세포를 활성화시켜 감염과 염증을 예방하고 건강을 유지시켜 준다.

파이토케미컬 중 폴리페놀polyphenol은 6천여 종이 넘는다. 안토시아닌anthocyanin은 포도, 블루베리, 가지, 흑미, 검은콩, 산수유 등에 들어있다. 붉은색, 보라색, 푸른색처럼 어두운 색소를 가진 식물에 많이 들어있다. 안토시아닌은 공격적인 활성산소유해 산소에 의한 세포 손상을 막는 강력한 항산화 작용을 한다. 혈전 생성을 막아주어 심혈관 질환과 당뇨병을 예방한다. 해독 기능이 있어 만성염증과 만성피로에 효과가 있다. 면역기능을 강화하고 인체의 세포 신호 전달조절에 관여하며 신경을 보호한다.

카테킨catechin은 녹차의 떫은맛 성분이며 녹차, 홍차, 우롱차 등에 들어있다. 건조한 녹차 잎의 경우 플라보노이드가 30% 정도라 한다. 질병과 노화를 방지하는 항산화 작용을 하며 저밀도 지단백질LDL 산화를 예방해 심혈관계를 보호한다. 케르세틴quercetin은 채소, 과일에 널리 분포되어 있고 양파 껍질에 특히 많다. 황색의 색소이며 특유의 냄새가 있고 다소 쓴맛이 나며 열에 강하다. 양파와 토마토, 케일에 많다. 그 외 폴리페놀류의 파이토케미컬은 콩에 들어있는 이소플라본, 카레에 들어 있는 노란 색 향신료 커큐민도 있다.

카로티노이드carotenoid계의 파이토케미컬은 현재까지 밝혀진 바에 의하면 6백 가지가 넘는다. 카로틴과 유사한 색소군으로 광합성 과정에 이용되는 보조색소이다. 지용성이며 식물에 누런색, 오렌지색, 붉은색을 낸다. 동물에서는 조직성장, 주요 시각색소, 비타민A의 전구체 역할을 한다. 카로티노이드carotenoid는 체내에서 비타민A로 전환해 시각뿐 아니라 면역, 피부, 뼈건강에도 중요한 역할을한다. 베타카로틴β-carotene, 루테인lutein, 라이코펜lycopene 등이 있다.

카로티노이드계 파이토케미컬인 베타카로틴β-carotene은 비타민C와 함께 대표적인 항산화 물질이다. 당근, 브로콜리, 녹색잎, 노른자 등에 많은 베타카로틴은 노화를 억제하며 시력에 도움을 준다.

루테인lutein은 녹색잎, 꽃잎, 단풍잎의 색소, 식물의 엽록체 속에 많은 황색 색소이다. 자외선으로 눈을 보호하며 시각 퇴각 속도를 지연시킨다. 옥수수, 노른자에 많이 들어있다. 고추, 적포도주, 사과, 수박, 딸기, 토마토 등 빨간색 과일과 채소는 리코펜lycopene이 많다. 항산화, 항암 효과가 있고 면역세포를 활성화시켜 면역력을 증가시킨다. 혈관 기능을 좋게 만들어 심혈관 질환 개선에 도움을 준다. 리코펜은 감염과 염증 예방, 혈당 조절과 피부 건강에 도움을 주며 암 예방도 한다.

설포라판sulforaphane은 브로콜리, 양배추 등 십자화과 식물에 풍부하고 DNA의 손상을 억제하여 암을 예방한다. 간 건강에 도움을 주는 클로로필chlorophyll은 엽록소이며 지구상 가장 많은 색소이다. 녹색잎 채소, 오이, 셀러리, 콩류에 있으며 간세포 재생에 도움이 된다. 독특한 냄새를 가진 마늘의 알리신allicin은 강한 살균·항균 작용을 한다. 대표적인 항암식품이다. 혈관을 확장시켜 혈액 순환을 촉진시키며 심장질환을 예방한다. 소화를 도와주며 인슐린 분비를 도와 당뇨병 예방에 도움이 된다. 익히면 알리나아제Alliinase라는 효소가 파괴되어 생으로 먹는 것이 효과는 좋다.

우리는 자연의 일부이므로 자연에서 온 음식을 주로 먹어야 한다. 가공되고 첨가물이 들어간 공장 음식만 먹으면 질병에 걸린다. 우리 몸은 자연 치유력이 뛰어나 어느 정도 공장 음식의 독소는 충분히 중화시킬 수 있다. 수익을 목적으로 하는 공장 음식은 값이 싸다면 전 세계 어디서든 수입해 온 원료로 만든다. 저소득 국가에서는 농작물 생산 규제가 있어도 다 지켜지지 않는다. 맹독성 농약은 저농도 농약을 두 번 뿌릴 걸 한 번으로 해결하기에 무분별하게 사용될 수 있다. 채소·과일의 부족한 섭취와 공장에서 만들어진 가공식품 위주의 식생활은 영양 균형이 깨져 질병으로 이어질 수밖에 없다.

생명이 없는 공장 음식 위주의 식생활은 비만과 질병으로 쉽게 이환된다. 영양성분표에 영양소는 있지만 그 또한 원래 가지고 있는 성분이 아닐 수 있다. 식품 첨가물의 형태로 추가된다. 가공식품은 정제된 당질, 단백질, 지방을 공급해 줄 순 있지만 그 영양소를 태우는 촉매제는 부족하다. 독소와 노폐물 배출이 원활치 않다. 자연에서 온 깨끗한 연료인 채소·과일은 생명이 죽은 공장 음식과는 비교할 수 없다. 우리 몸의 신진대사 과정을 원활히 해주는 자연의 생명에너지가 있기 때문이다.

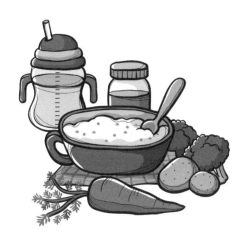

농촌진흥청 자료실에 파이토케미컬 성분에 따른 효과가 잘 정리되어 있다. 하지만 우리가 알고 있는 과일의 영양성분은 극히 일부분이며 모르는 성분이 훨씬 더 많다. 아직 이름을 부여받지 못했을 뿐 수천수만의 영양성분이 있다. 골고루 먹는다는 개념으로 많은 종류의 과일을 먹기보다는 한두 종류면 충분하다. 그 속에 균형을 이루는 온전한 영양소가 들어있기 때문이다. 과일은 햇빛을 보며 광합성을 하며 비바람을 통해 여문다. 토양의 미네랄 성분을 끌어올려 줄기를 통해 열매 맺은 자연의 완벽한 작품이다.

요즘은 고농도보다는 저독성의 농약을 사용하고 시장에 출하하기 전에는 농약을 덜 사용하므로 껍질째 먹어도 큰 무리가 없다. 사과는 식감도 좋고 껍질째 먹기도 큰 부담이 없지만 참외와 포도 등은 부담스러울 수 있다. 크기가 작은 과일은 껍질도 부드러우므로 작은 과일을 선택하면 된다. 포도 표면의 하얀 물질은 농약이 아니고 포도의 당분 성분이므로 잘 세척해서 먹으면 된다. 과일 속의 생리 활성 물질인 식물 영양소 파이토케미컬은 항산화 작용으로 인체 세포 손상을 막아 노화를 막아준다.

채소, 이렇게 먹으면 더 좋다 : 손으로 찢기의 과학

음식을 선택할 때도 몇 가지 원칙만 알고 있으면 된다. 어떻게 먹는지에 따라 몸에 유익할 수도, 무익할 수도 있다. 신선하고 날것 위주로 먹으면 좋다. 가공을 해도 최소한의 가공만 한 것이 좋다. 같은 음식이라도 익히지 않고 신선하게 먹을 때와 열로 조리해서 먹는 것이 다르다. 몸속에서 쓰임새와 효과가 달라진다. 감자튀김처럼 고온의 열처리는 음식의 영양성분을 발암물질로 바꿀 수 있다. 물에 삶는 경우는 100℃를 넘지 않지만 기름에 튀기면 200℃ 가까이 올라간다. 변성된 영양소는 몸에 유익하기는 커녕 에너지를 써서 배출해야 할 독소가 된다.

채소·과일 원물은 가능하면 그대로 먹자. 칼질하면 식물의 비타민, 미네랄 등의 영양소가 파괴된다. 특히 강력한 항산화제이며 거의 모든 식물에 들어있는 비타민C는 매우 불안정하다. 칼질, 고온, 햇빛, 물, 산소 등에 의해 쉽게 용출되며 파괴된다. 양상추나 청경채, 치커리 등 부드러운 채소는 칼로 자르지 말고 손으로 찢으면 영양소 보전이 되어 맛이 좋다. 샐러드 만들 때 칼질하면 식물의 영양소가 파괴된다. 모양도 쉽게 망가지며 샐러드 만들 때 물이 흘러나온다. 식물에 자극이 덜 가해지게 손으로 자르면 좋다. 요리사들이 샐러드 만들 때 부드러운 채소는 손으로 뜯는다. 영양소 용출도 덜 되고 맛도 있다.

70~80년대까지도 김치를 칼로 자르면 맛이 없다고 손으로 찢어서 밥 위에 올려놓고 먹었다. 손으로 찢으면 세포의 결대로 찢어지므로 영양성분이 더 보호된다는 이유일 것이다. 요즘도 김치를 찢어서 서빙 하는 식당에 가면 반갑다. 채소는 먼저 씻은 다음 자른다. 자른 뒤에 씻으면 채소에 있는 물에 녹는 용출성 영양소가 빠져나간다. 채소·과일을 물속에 오래 담가두면 수용성 영양소가 용출되므로 5분 내로 담가두었다 씻으면 된다. 조리 시간은 짧게 끝내면 좋다. 삶거나 튀기는 등 열처리를 하면 열에 약한 비타민, 파이토케미컬 등 식물 영양소는 대부분 파괴된다.

1992년 존스홉킨스대학에서 인체에서 발병히는 질병 대부분이 활성산소가 원인이 된다고 했다. 반응성 강한 활성산소는 외부 병원체뿐만 아니라 우리 몸의 세포 역시 공격대상으로 삼기 때문이다. 활성산소를 제거하는 인체의 항산화시스템은 중요하다. 인체도 이중 삼중의 자체 항산화 시스템을 갖고 있다. 그러나 중화시키는 양보다 더 많은 활성산소가 생겨나면 피해가 생길 수밖에 없다. 노화, 암, 대사증후군과 같은 질병의 원인이 된다. 식물 속의 항산화 성분은 심혈관질환 개선, 콜레스테롤 감소 등의 효과가 있다.

인간은 육식동물과 달리 비타민C 합성 효소를 갖고 있지 않다. 반드시 음식으로 섭취해야 한다. 필수비타민 중 하나인 비타민C는 거의 모든 채소와 과일에 포함되어 있다. 피부를 보호하며 수분 증발을 막는다. 다양한 효소작용을 도와준다. 피부 진피층의 70%인 콜라겐의 합성을 도와주는 조효소이다. 뼈, 연골, 치아, 피부, 신경 시스템을 구성한다. 모발 성분, 근육, 온몸의 구성성분의 합성을 도와주고 대사를 활발히 해준다. 피부의 결합조직과 지지조직을 만드는 데 큰 역할을 해 피부를 탄력 있게 만들고 잇몸의 건강을 지켜준다. 바이러스 초기 감염 시 면역 효과가 있어 감기 예방과 증상을 완화시켜 준다.

비타민C는 활성산소를 중화하는 강력한 환원제이다. 비타민C는 뇌나 부신 등 스트레스, 염증, 피로를 담당하는 신경계에 많이 분포되어 있다. 비타민C 권장 섭취량은 특별히 강조되진 않지만, 하루 75~100mg이다. 채소·과일 100g당 비타민C 함유량은 사과·바나나·배·레몬 70mg, 시금치 60mg, 키위 161mg, 파프리카 191mg, 브로콜리 98mg이다. 약 70℃ 이상의 열에는 파괴된다. 비타민C는 다양한 자극에 파괴되기 쉽다. 공기 중에서 산소와 결합 되면 파괴되어 인체 내에서 활용이 어렵다.

비타민의 종류는 수용성과 지용성 비타민 A, B, C, D, E, K 등 13가지이다. 수용성 비타민인 B는 8종이 있다. 지용성 비타민은 A, D, E, K이다. 비타민은 대부분 요리 과정에서 쉽게 파괴된다. 열을 가하지 않고 신선한 상태로 섭취해야 한다. 미량 영양소인 비타민은 세포내 소기관인 미토콘드리아에서 포도당을 이용해 에너지를 만들어낼 때 불쏘시개로 사용된다. 땔감이 되는 거대 영양소를 태우는 촉매 역할을 한다. 미량 영양소가 없다면 땔감이 많아도 태울 수 없는 원리다. 원활한 생리 작용에 꼭 필요한 영양소이다. 필요량은 소량이지만, 체내에서 생성이 안 된다_{비타민D는 생성 가능}. 섭취해야 할 필수 영양소이다.

자연의 식재료는 화학적 가공은 물론 물리적 가공도 거치지 않는 것이 영양소 보존에 좋다. 감자를 고온의 기름에 튀기면 아크릴아마이드Acrylamide라는 2군 발암물질이 생긴다. 화학성분 조성이 변한다. 감자는 좋은 탄수화물 식품이지만 감자튀김은 발암물질이다. 고온의 기름에 튀기는 것과 화학 식품 첨가물은 피해야 한다. 고기를 구울 때도 열로 변성된 아미노산 분자를 몸에서는 제대로 인식하지 못한다. 화학적으로 변성된 아미노산은 완전 소화가 어렵다.

현대인의 식생활은 몸이 오염되는 방식으로 먹고 있다. 균형 잡힌 자연의 원물을 열처리하거나 여러 단계의 가공을 거쳐서 먹기 때문이다. 정제·가공식 위주로 먹기에 그렇다. 음식의 내용과 먹는 시간, 횟수 또한 상당 부분 왜곡되어 있다. 바쁜 생활 환경과 충분하지 않은 휴식, 늘 시달리는 스트레스도 건강에 나쁜 영향을 준다.

하지만 무엇보다 음식의 영향이 크다. 어떤 음식을 얼마나 가공해서 먹는가에 따라 영양소와 몸속에서의 효율이 달라진다. 통계를 살펴보지 않더라도 비만을 비롯한 건강문제를 겪고 있는 사람들이 많다. 자연의 상태에 가깝게 먹는 것이 식품 선택의 최우선이 된다면 건강지표는 많이 호전될 수 있을 것이다.

제철 채소와 과일이 좋다. 시골길을 달리다 보면 밤에는 가로
등불이 없다. 차량 소통이 많이 없기도 하겠지만 농작물의 생
육에는 휴식이 필요하다. 밤낮없이 불을 밝혀 재배되는 채소
는 스트레스를 받는다. 자연의 사이클 속에서 제대로 자란 다
양한 제철 채소·과일을 선택하자. 가을에 잠깐 출하되었다 금
방 사라지는 '홍옥'이라는 시과가 있다. 마트에서는 찾아보기
힘들다. 새콤하지만 과육이 부드럽고 사과 본연의 맛을 느낄
수 있는 매력이 있다. 단맛이 강조되는 부사 일변도인 시장에
다양한 맛을 볼 수 있어 좋다. 출하되는 사과 종류가 많으면
입맛이 더 풍요로워진다.

전통시장에 가면 사과, 자두 등 강한 햇볕에 과피가 터진 과일
이 종종 보인다. 표면에 상처 난 것처럼 보여 상품성이 떨어
져 저렴하게 팔고 있다. 뜨거운 여름 햇볕에 과일의 껍질이 터
지지 않게 봉지를 씌운다. 그런 작업을 거치지 않은 과일이나,
씌워도 껍질이 터져버린 과일이다. 실제로 먹어 보면 하나같
이 다 맛있다. 햇빛을 충분히 받아 영양도 풍부하다. 과일 하
나하나에 봉지를 씌우는 고된 작업이 없어도 맛있고 영양 많
은 과일을 먹을 수 있는데 선택의 1순위는 모양과 단밋이다
보니 그렇다. 사과나무를 기를 때 열매 주위의 잎을 다 따준다
고 한다. 잎이 햇볕을 가려서 표면이 얼룩덜룩해지면 상품성
이 떨어지기 때문이다. 잎따기를 한 과일은 경도가 낮아 아삭
한 맛이 떨어진다고 한다. 좀 못생기고 색깔이 덜 예뻐도 자연

의 사이클대로 자란 과일이 맛과 영양이 좋다.

요즘은 고농도가 아닌 저농도 농약을 사용한다. 출하 얼마 전부터는 농약을 못 치게 한다고 한다. 세척은 채소·과일용 주방세제가 아니더라도 된다. 보통 많이 쓰는 주방세제 중 1종이라고 표시된 세제는 채소·과일 세척이 가능하다. 흐르는 물에 씻는 것이 농약이나 기타 잔여물 세척이 잘될 걸로 알고 있다. 실제로는 1분 정도 물에 담가뒀다가 세척하는 것이 이물질 제거 효과가 좋았다. 농촌진흥청 홈페이지에 보면 담가두는 물은 식초, 베이킹 소다, 숯 등도 가능하고 맹물과도 큰 차이가 없다 한다. 영양소 많은 껍질째 먹는 것이 신진대사에 도움을 준다.

대부분의 과일이 30분 정도면 소화가 되는 데 비해 바나나는 1시간 정도로 길다. 바나나는 칼륨이 풍부해 세포 내 전해질의 주요 성분이다. 칼륨은 혈관 건강에 도움이 되며 고혈압 예방을 위해 필요하다. 값도 싸고 대중적으로 많이 먹을 수 있지만 열대식물이라 냉장 보관이 어렵다고 생각한다. 여름에 실온에 두면 빨리 상하므로 뽁뽁이 비닐이나 신문지 등 외기를 차단해 줄 수 있는 재질로 포장을 한 다음 냉장고 야채 박스에 보관하면 냉기로 인한 피해가 덜하여 오랜 기간 싱싱하게 먹을 수 있다.

건강과 다이어트, 두 마리 토끼 잡기

다이어트는 자발적이긴 하지만 몸이 볼 때는 기아 상태이다. 다이어트건 기아 때문이건 허기지면 음식에 대한 집착이 생길 수밖에 없다. 다이어트가 끝나고 원래의 식사를 시작하면 요요가 찾아오고 계속되는 다이어트에 요요는 더 빨리 강력하게 찾아온다. 다이어트가 끝나고 다시 음식이 들어오면 몸은 다음 번 기아에 살아남기 위해 지방을 저장한다. 지방이 많은 몸이 생존에 유리하다는 것을 학습했기 때문이다. 다음번 굶주림이 닥쳐도 생존을 높이기 위해 지방을 저장한다. 반복되는 다이어트에 기초 대사량은 감소하여 빠지는 살은 점점 줄어든다.

기초 대사량은 생물체가 기본적인 생명 활동을 유지하는 데 필요한 최소한의 에너지 양이다. 기본적인 생리 활동, 체온 유지, 호흡, 신장 박동, 근육 활동 등에 쓰이며 성인 남녀의 경우 1,500kcal/일 1,200kcal 정도이다. 기초 대사량이 낮으면 에너지 소비가 줄어 신체의 여러 기능이 저하되므로 체중을 줄이기가 힘들다. 골격근의 대사량은 20% 이하여서 운동만으로 기초 대사량을 크게 증가시킬 수 없다. 근육 대 내부장기가 2:8 정도된다. 다른 어떤 기관보다 내부장기가 소비하는 비중이 높다. 채소·과일 위주의 식단은 내부장기에 힘을 실어 주므로 무엇보다 효과적인 체중 감량에 적합하다.

수분 많은 과일은 몸을 정화시키고 세정해 준다. 과일 속 살아있는 효소는 지방을 태우고 독소를 제거한다. 비타민, 항산화 성분은 간의 활성산소를 중화시킨다. 식이섬유는 장을 청소해 살도 빼고 피부도 좋게 한다. 채소·과일의 항산화 성분은 해독 기능을 하는 간과 신장의 활성산소를 중화시킨다. 지방을 태우고 해독할 수 있는 채소·과일이 다른 어떤 음식보다 체중 감량에 효과적이다. 과일은 자체 소화효소를 가지고 있어 소화 에너지가 거의 들지 않는다. 소화기관에 자유를 주어 그 에너지를 노폐물 청소와 독소 해독에 쓰이게 한다. 내장의 신진대사 기능이 왕성해져 기초 대사량은 올라간다.

몸은 항상 대사 과정을 통해 청소를 하지만 소화 에너지를 줄여준다면 더 잘할 수 있다. 금식이 끝나고 난 뒤 하는 첫 식사가 중요하듯이, 매일 가장 긴 공복 시간을 지나 먹는 첫 식사가 중요하다. 이때 위장은 첫 음식을 스펀지처럼 빨아들인다. 낮 12시까지는 금식이 좋지만 먹는다면 순수하고 영양 많은 생수, 과일, 샐러드 등을 먹자. 다른 음식을 먹기 30분 전에 과일을 먼저 먹자! 과일은 30분 정도면 소화가 끝난다. 시간이 안 되면 식사 시작을 채소·과일로 해도 좋다. 위장에서 다른 음식과 섞이기 전에 온전히 영양소를 흡수할 수 있다.

다이어트 방법이 효과적이라면 인류 역사상 이렇게 많은 다이어트가 나오지 않았을 것이다. 구석기, 케톤 식이, 저탄고지, 원푸드 등 매년 매달 새로운 다이어트가 등장한다. 살이 찌는 원인은 사람마다 다 다르다. 비만의 원인은 하나가 아니고 다면적이며 시간과 관련된 질병이라 볼 수 있다. 설탕과 고과당 액상 시럽, 정제되고 가공된 공장 음식 위주로 먹어서일 수도 있고 휴식과 수면 부족일 수도 있다. 하지만 몸속에서 직접적으로 살이 찌게 만드는 것은 인슐린 호르몬이다. 인슐린이 지방을 저장하기 때문이다. 인슐린이 지방을 태울지, 저장할지를 결정하는 호르몬이다.

음식이 꾸준히 들어오면 포도당은 혈관 속으로 지속적으로 흡수된다. 혈관 속 포도당을 세포 속에 배달하기 위해 인슐린 호르몬 또한 계속 나온다. 포도당과 인슐린 둘 다 높은 농도로 유지된다. 혈액 속에 포도당이 많을 때는 글리코겐이나 지방을 태울 수 있는 기전이 작동하지 않는다. 풍부한 연료가 있기에 저장 연료를 태울 이유가 없다. 지방 저장 호르몬인 인슐린이 혈액 속에 있을 땐 지방분해는 일어나지 않는다. 인슐린이 없어야 지방을 태울 수 있다. 우리 몸은 포도당을 연료로 사용할 때, 글리코겐과 지방을 태울 때 기전이 다르다.

식사 후 인체세포는 충분한 포도당을 가지고 있다. 더 이상 당이 필요하지 않다. 세포 안으로 못 들어간 포도당은 혈액 속에 과다하게 돌아다닌다. 포도당은 소중한 영양소이고 에너지원이지만 혈관 속에 있으면 안 된다. 혈관을 망가뜨린다. 그래서 인슐린 호르몬이 포도당을 혈관에서 즉시 없애는 것이다. 인슐린 호르몬의 반감기는 2~3분에 불과하다. 혈액 속에 포도당과 인슐린의 농도가 동시에 높아져 있는 상태가 지속되면 인슐린을 더 많이 분비하게 췌장의 베타세포를 자극한다. 이런 일이 반복되면 췌장도 피로에 지쳐서 망가진다.

우리가 주로 섭취하는 정제 곡물, 단순당 위주의 음식은 원재료가 가루다. 밀이나 옥수수가루를 반죽해서 만들어 새로운 형태의 음식으로 가공한다. 소화과정이 짧아 혈관 속으로 빨리 흡수된다. 인슐린을 급작스럽게 올린다. 흡수가 끝나면 인슐린 수치는 금방 떨어져 인슐린 변동 곡선은 가파르게 큰 폭으로 출렁이게 된다. 혈당이 갑자기 떨어지면 우울해지며 뭔가 또 단것을 찾는다. 복합탄수화물인 녹말 위주의 완만한 인슐린 상승 하강 속도와 다르다. 단순당 위주의 가공된 당질식품은 인슐린 변동 곡선을 가파르게 만든다. 이러한 과정이 반복되면 세포막에 있는 인슐린 수용체가 포도당을 받아들이지 않는 인슐린저항성이 생긴다.

정제·가공된 곡물과 늘어난 식사 빈도가 인슐린 저항성의 원인이다. 당뇨병은 물론이거니와 많은 질병의 출발점으로 여겨지고 있다. 이를 막기 위해서는 식사 빈도와 타이밍은 내용만큼이나 중요하다. 미국의 경우 1977년에는 하루 식사는 3회였다. 2003년에는 거의 6회에 가까워졌다. 매 식사와 식사 사이에 간식이 생겼다. 예전엔 간식은 아이들이 먹는 것이라는 인식이 있었는데 요즘은 바뀌었다. 매일 음식 사진을 찍어 SNS에 올리고 음식 이야기를 공유한다. 음식 이미지와 맛집 정보를 말하고 들으며 이미지를 쉴 새 없이 소비한다.

시중의 다이어트 비법은 칼로리 줄이기다. 칼로리를 줄인다고 몸에서 지방이 빠지는 것이 아니다. 칼로리만 적게 섭취하면 모든 것이 해결될 것이라고 광고한다. 계속되는 다이어트로 기초 대사량이 떨어져 무기력해져도 이 시기만 지나면 회복될 것이라 믿는다. 또 한 번의 다이어트가 실패로 끝나면 이전과 같은 열량을 먹어도 살이 더 찐다. 몸은 생존을 위해 기초 대사량을 떨어뜨리고 먹는 족족 지방으로 저장한다. 적당히 통통한 체형에서 얼마 지나지 않아 10~20kg 불어나 있다. 나빠진 건강은

덤이다. 실체도 없는 칼로리가 다 해결해 줄 것이라고 믿는 패러다임은 계속될 것이다. 다이어트는 하나의 산업이기 때문이다.

우리가 먹는 음식은 최종적으로 세포 내 발전소인 미토콘드리아에서 사용한다고 볼 수 있다. 미토콘드리아에서 세포호흡을 통해 에너지를 생산하기 때문이다. 연료가 되는 탄수화물, 단백질, 지방 등 칼로리 영양소는 많은데 미량 영양소가 부족하면 발전할 수가 없다. 비타민, 미네랄, 효소, 항산화성분 등 미량 영양소는 3대 거대 영양소를 태우는 불쏘시개 역할을 한다. 태워질 연료는 많지만, 촉매역할을 하는 미량 영양소가 없으면 미토콘드리아의 기능이 떨어져 문을 닫는다. 균형을 맞추어야 한다. 미토콘드리아 숫자가 줄면 기초대사량이 낮아진다.

휴식이 필요해서 무기력이나 피곤으로 신호를 보내도 우리는 더 파이팅을 외치며 자양강장제를 먹고 일한다. 잠을 적게 잘수록 더 근면하고 성공하는 사람이라는 사회적 통념도 한몫하는 것 같다. 누적된 피로와 수면 부족은 건강과 다이어트에 크나큰 적이다. 몸이 원하는 것이 쉬는 것이라면 아낌없이 투자하자. 잠이 부족한 상태에서 살을 뺄 수는 없다. 외부의 기준에 나를 맞추지 말고 내 몸이 원하는 소리를 듣자. 비만이 되는 원인은 스스로 잘 알고 있는데 해결책은 외부에서 찾는다. 휴식이 필요하면 쉬어 주고 배고프지 않으면 안 먹으면 된다. 한 끼 안 먹는다고 신진대사가 느려지지 않는다.

인생을 책임감 있게 살아가는 사람의 이미지로 포장된, 보여
주기 좋은 이벤트성 다이어트는 지양하자. 다이어트에 실패하
면 세상 사람들이 의지가 박약한 사람으로 몰아가기에 자신에
대한 믿음이 떨어진다. 몸의 소리에 귀 기울이며 자신이 원하
는 음식을 먹는 것이 아니다. 살을 빼기 위해서 먹어야 한다고
남들이 정해 준 것을 먹는다. 몸과의 직관적 신호가 끊어져서
본인이 뭘 먹고 싶은지 모르고 알려고도 하지 않는다.

건강한 몸을 갖고 싶으면 몸의 소리에 귀를 기울이면 된다. 이
런 다이어트 프로그램, 저런 영양제로 혼란스러운 세상의 소
리를 잠시 거두고 마음의 소리를 들어보자. 몸과 하나인 마음
의 소리를 듣자. 살 빠지는 알약을 하나라도 더 찾아 먹으려
하지 말고 몸속을 건강하게 만들자. 우리 몸의 항상성, 자연
치유력을 회복하면 건강해져 살은 빠진다. 몸속의 독소를 비
워내고 수분 많은 과일로 세정해 준다면 날씬한 몸은 자연스
러운 결과로 따라온다. 소화 에너지를 줄여 소화기관에 휴식
을 주자. 면역력을 강화시키고 노폐물, 독소를 해독해 건강한
몸을 만들어 주면 된다. 이벤트성 다이어트가 아니고 지속 가
능한 식생활을 찾아야 한다.

필자도 살이 찐 적은 있었지만 다이어트는 한 번도 해본 적이
없다. 실천을 하지 않았을 뿐 아니라 시도할 생각조차 해본 적
이 없다. 몸의 대사 과정에 무리하게 개입하는 행위가 자연스

럽지 않다고 생각했기 때문이다. 몸속의 대사 과정이 원활해야 대사량도 높아져 건강하고 날씬한 몸이 된다. 인체의 신진대사를 도와주기만 하면 된다. 우리 몸은 하나로 연결되어 있는 유기체이다. 몸의 기능이 떨어져 있는데 날씬할 수는 없다. 몸의 대사와 독소 배출에 막힘이 없으면 비만은 저절로 해결된다. 비만의 근본 원인은 칼로리가 아니다. 호르몬, 특히 인슐린 불균형이다.

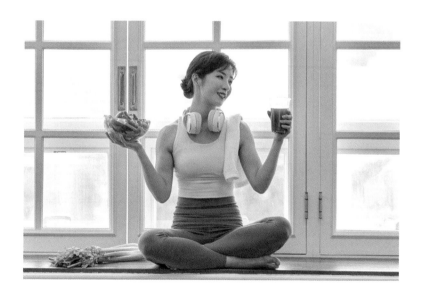

2_ 채소과일식의 비밀

오메가-3의 보고 : 식물성 식품으로 채우는 영양소

　오메가-3와 오메가-6 지방산은 몸에서 만들어 낼 수 없다. 필수 지방산이라 음식으로 섭취해야 한다. 오메가-3는 세포를 감싸고 있는 세포막의 구성성분이다. 혈관 내의 염증 수치를 감소시켜 혈액 순환을 돕고 심혈관계 질환을 억제한다. 오메가-6 지방산은 염증 반응을 일으킨다. 혈관에 혈전을 만들어 혈액 응고에 필수적이다. 둘 다 인체에 꼭 필요한 필수 영양소이다. 현대인은 필수 지방산의 섭취량 자체보다는 둘 사이의 균형이 깨져서 문제가 된다. 오메가-6 지방산을 상대적으로 너무 많이 섭취해 건강을 해치고 있다.

　지방은 탄수화물, 단백질과 함께 인체에 중요한 3대 영양소 중 하나이다. 에너지원으로 사용되지만 에너지를 저장하는 역할도 한다. 지방은 지방신 3개와 글리세롤 1개가 에스터 결합된 분자이다. 글리세롤은 피부와 점막을 보호하는 성분이다. 지방은 포화지방, 불포화지방, 트랜스 지방이 있다. 상온에서 고체

　　　　　　　　　　　　채소과일식의 정석

인 포화지방은 녹는 점이 높아서 화학적으로 안정되어 있다. 삼겹살을 구운 뒤 식고 나면 하얗게 굳어진 지방이 포화지방이다. 동물성 지방에 많다. 팜유, 코코넛오일은 식물성 포화지방이다. 많이 먹으면 혈중 중성지방을 높여 지방간의 위험이 있다. 안정된 상태라 몸에서 잘 배출되지 않고 혈관에 쌓여 심혈관계 악영향을 줄 수 있다.

불포화지방은 포화지방에 비해 화학적으로 덜 안정된 상태라 상온에서 액체이다. 식물성 기름이며 몸에 흡수도 잘되고 배출도 잘된다. 불포화 지방산에는 필수 지방산이 풍부하다. 필수 지방산인 오메가-3는 인지질의 구성성분이며 뇌의 신경막 형성에 중요하다. 혈액의 중성지질을 개선함으로써 혈액 순환을 도와 고지혈증, 심장질환을 예방한다. 염증 완화, 시력에 도움을 준다. 오메가-6 지방산은 염증과 열을 유발하는 기능을 한다. 염증 반응은 외부 병원체가 침입할 경우 세균들을 처리하기 위해 일어나는 것이다. 병원체를 처리하고 몸을 보호하는 염증 유발 자체는 나쁜 것이 아니다. 너무 많으면 염증 반응을 증폭시켜 문제가 된다.

오메가-6 지방산이 많으면 혈액 응고가 잘 생겨 동맥경화 가능성이 높아진다. 비염, 관절염, 천식, 자가면역질환 등 다양한 염증성 질환이 발생하기 쉬워진다. 오메가-3와 오메가-6 지방산은 인체에서 상호 보완적인 작용을 한다. 적절한 균형을 이뤄야 한다. 이 비율은 1:1에서 많아도 1:4를 넘기지 않는 것이 좋다. 우리 선조들은 오메가-3와 오메가-6 비율을 1:1 또는 2:1의 비율로 섭취했다. 비슷한 양이되 오메가-3 지방산을 더 많이 섭취했다. 자연에서 원물의 형태로 섭취하는 음식은 대체로 비슷하거나 오메가-3의 양이 더 많기 때문이다.

가공 상품은 대체로 반대가 된다. 이렇게 가공된 음식을 많이 먹는 현대인들은 오메가-3와 오메가-6의 비율이 1:16 정도로 심각하게 균형이 깨져 있다. 가공식품이나 패스트푸드, 과자 등을 통해 오메가-6를 많이 섭취하기 때문이다. 가공식품의 경우는 1:50 정도이다.[5] 풀이 아닌 사료를 먹고 자란 소의 고기는 1:20으로 오메가-6 지방산의 비율이 압도적으로 높다. 가축 사료의 원료가 유전자 변이 옥수수, 기름 뺀 탈지 대두, 밀 등이기 때문이다. 대부분 목초가 아닌 씨앗으로 만들어진다. 원래 먹어야 할 풀이 아닌 옥수수, 밀, 콩 등 씨앗으로 된 사료를 먹기 때문이다.

콩이나 옥수수에서 독성 있는 유기용매로 기름을 뽑아내 식용유로 판다. 남는 콩탈지 대두이나 옥수수는 가공해 가축 사료로 사용한다. 기축 사료 생산이 증가하면 식용유 생산도 증가하는 관계이다. 식용유는 오메가-6 지방산이 많은 씨앗으로 만들어진다. 많이 사용하는 콩기름, 카놀라유유채꽃씨, 옥수수 등이 다

채소과일식의 정석

씨앗이다. 씨앗류seeds와 견과류nuts에는 식물이 자라는 데 필수적인 영양분이 농축되어 있다. 오메가-6는 씨앗에 많이 있다. 씨앗류는 과일류와 달리 에너지의 대부분을 지방으로 저장한다.

나무는 에너지 저장 수단으로 견과류를 생산한다. 곡물은 씨앗류를 생산한다. 견과류는 칼로리의 80% 이상을 지방으로 저장한다. 곡물이나 콩의 경우 5~10%를 지방으로 저장한다. 땅콩은 콩 종류이긴 하지만 지방 비중이 높아 60%에 이르기에 견과류로 분류한다. 씨앗과 견과류를 식용유로 가공하면 기름은 천연의 상태에서 같이 있던 섬유소와 분리된 상태이기에 불안정하다. 빛과 산소 열, 세균에 의해 쉽게 산화되어 맛과 냄새가 변한다. 산화되면 맛도 떨어지고 몸에 나쁜 성분으로 변한다. 영양밀도가 높고 지방의 비율이 높아 많이 먹으면 기름진 피부와 비만이 될 수 있다.

시판되는 식용유는 씨앗을 헥산이라는 유독성 용제에 녹여 높은 온도에서 뽑아낸다. 고온에서 화학 처리된 기름 100%인 식용유는 불안정하여 쉽게 산패된다. 물리적 자극 즉 압착만으로 뽑아낸 올리브유는 버진virgin이라는 상표를 붙인다. 버진 올리브유는 잎 속의 엽록소가 많아 녹색을 띤다. 이는 빛을 모으는 성질이 있어 차광이 되는 어두운 색 유리병에 보관해야 한다. 오메가-3 지방산은 빛, 열, 공기 등에 산화되면 산화 지질이 생기는데 대부분 발암물질이다. 고온에서 가열 조리하면 안 된다. 보관과 관리가 까다로워 사용 중에 산패될 수도 있다. 찌든 기름, 쩐내가 나는 기름은 섭취하면 안 된다.

오메가-3 지방산은 들깨, 아마씨, 시금치, 고춧잎 등의 녹색 채소, 콩에 많이 들어있다. 호두, 아몬드 등의 견과류에도 다량 들어 있다. 들깨는 어떤 음식보다 오메가-3 지방산이 많이 들어 있다. 들깨 100g에 오메가-3가 24.78g, 오메가-6가 5.19g 들어 있다. 오메가-3 지방산은 엽록체에 많아 푸른 잎을 가진 식물들에 많다. 아마씨는 오메가-3 지방산이 풍부하고 값도 싸다. 흡수율을 높이기 위해서는 갈아서 먹어야 한다. 매생이 등 해조류와 과일에는 키위에 많다. 은어나 어패류 등에는 생각보다 많지 않아서 100g당 오메가-3가 5.19g, 오메가-6가 4.41g이다.[6] 해양 오염으로 생선 종류는 적당히 먹으면 된다.

들깨는 고온에서 볶지 않은 냉압착 들기름을 이용하면 좋다. 필수 지방산이 많아 콜레스테롤, 혈전, 혈압 염증 등을 감소시켜 준다. 기름은 분자구조가 불안정하므로 빛과 열 등 외부 지극에 약하다. 개봉하면 아무래도 공기와 닿아서 산화가 진행된다. 어둡고 서늘한 곳에 짙은 색의 유리 용기에 담아서 보관하면 좋다. 운송, 유통되는 과정에서 산화가 진행될 수도 있다. 여름에는 운송 과정이 긴 외국에서 오는 냉압착 오일 구입을 추천

채소과일식의 정석

하지 않는다. 오메가-3 지방산이 산패되면 심장마비 위험도가 높아진다. 참기름, 콩기름은 오메가-3보다 오메가-6 지방산의 비중이 높다.

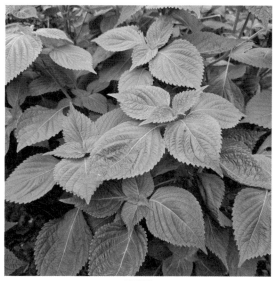
들깻잎

지용성 비타민 A, D, E, K는 수용성이 아니라 지질에 녹아서 몸에 흡수된다. 지용성 비타민은 지방이 몸속으로 흡수되는 경로를 따라 지방과 함께 흡수된다. 질 좋은 기름의 섭취는 몸에 필요하다. 오메가-3나 오메가-6 등 필수 지방산을 섭취할 때 가능하면 가공하지 않은 견과류나 씨앗류 등 자연의 식품을 그대로 섭취하는 것이 좋다. 그 외에도 가공되지 않은 천연 지방은 버터, 코코넛유, 우지, 리프 라드돼지기름 등이 있다.

2023년 미국심장협회(AHA), 미국심장학회(ACC) 등 6개 협회는 공동으로 《만성 관상동맥 환자 관리를 위한 임상실무지침 위원회의 보고서》에서 의학계의 새로운 지침을 발표했다. "오메가─3 지방산과 생선기름, 비타민을 포함한 비처방적 식품 보충제와 건강기능식품 등의 사용이 심혈관 질환을 감소하거나 예방하는 데 별 도움이 되지 않는다"라는 새로운 가이드라인이 나왔다.[7] 그 이전 2019년 연구에서는 정제된 오메가─3 성분을 하루 4g 이상 고용량으로 쓸 때 심혈관 보호 효과가 있는 것으로 나타났지만 2023년 보고서에서는 권장 사항이 변경되었다. 즉 음식으로 섭취할 때가 가장 효과가 크고 식품 보충제와 건강 기능식품의 형태는 거의 의미가 없다고 한다.

오메가─3와 오메가─6 지방산은 상호 보완적인 역할을 하므로 균형이 중요하다. 현대인은 오메가─6 지방산을 훨씬 많이 먹고 있다. 비율이 1:16 정도로 깨져 있다. 씨앗으로 된 사료를 먹여 키운 육류와 식용유를 많이 먹게 됨으로써 나타난 영향이다. 필수 지방산이 풍부한 불포화지방인 질 좋은 견과류와 천연 지방이 좋은 대안이다. 기름 100%인 식용유는 불안정한 상태라 보관과 관리가 까다롭다. 천연 상태의 지방을 먹고 식용유 섭취를 줄여야 한다. 오메가─6를 다량 포함하고 있는 식용유, 육류, 고과당 액상 시럽, 튀긴 음식, 마가린을 적게 먹어야 한다.

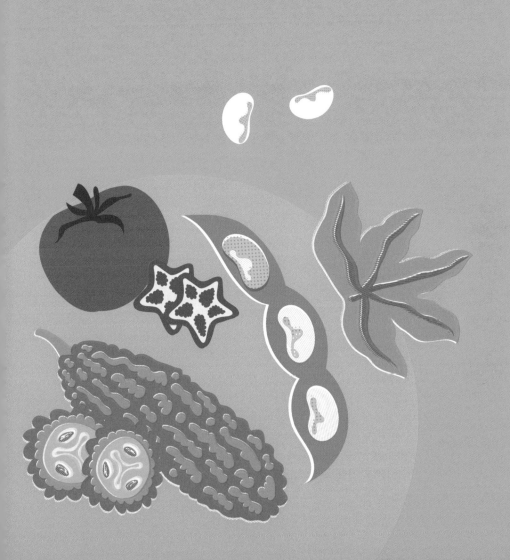

디톡스 파워

– 채소와 과일이 당신의 몸을
청소하는 방법

01

염증의 근원 : 독소와 노폐물의 위험

염증이란 몸에 위해를 가하는 여러 요인에 반응하는 우리 몸의 대응 방법이다. 염증은 감염이나 외력에 의해 부상이 생겼을 때 발생한다. 대사 과정에서 생겨나는 내독소와 음식물 속의 화학 첨가물인 외독소 등도 염증 반응을 일으킨다. 염증 반응이 단기간에 끝나는 급성 염증은 우리 몸을 지켜준다. 면역체계가 잘 작동하고 있다는 방증이므로 아무런 문제가 없다. 장기간 해결되지 못하는 만성염증이 문제다. 인체의 대사과정에서 생겨난 독소와 노폐물은 몸에 염증을 만든다. 우리 몸은 심하게 가공되고 화학물질이 뿌려져 있는 음식이 생소하다. 가공음식도 불과 100년 전후로 많이 먹게 된 것이다. 완전 소화를 할 수 없어 독소와 노폐물을 많이 남긴다. 가공식품 속 어떤 화학첨가물의 부작용이 출혈이라고 하자. 당장은 아무 이상을 느낄 수는 없지만 몸속 어딘가에는 미세하게 출혈이 일어난다. 가공음식 위주의 식생활은 식품첨가물에 들어있는 독성물질이 몸에 축적되므로 염증반응 또한 지속적이다. 독소의 양이 미미하므로 급성염증이 아닌 만성염증이 된다. 각종 알레르기 질환과 건선, 천식, 류머티즘 관절염, 비염과 같은 염증성 질환이 쉽게

채소과일식의 정석

발병할 수 있는 상황이다. 몸의 면역력을 떨어뜨려 각종 질병에 쉽게 걸린다. 염증을 한 번에 없애주는 알약은 없다. 몸이 덜 오염되는 방식으로 식생활이 전체적으로 바뀌어야 한다.

　우리 몸이 스스로 조직을 복구하는 치유과정에서 나타나는 것이 염증과 면역반응이다. 사멸된 병원체를 배출하고 그 자리에 새로운 조직이 자라게끔 한다. 없어서는 안 되는 반응이다. 염증반응은 일차적으로 손상된 조직에 상주하는 면역세포가 담당한다. 상처부위가 빨갛게 붓는 것, 열이 나는 것 등은 조직 손상에 대항하는 우리 몸 방어의 최전선이다.

　면역 체계가 작동하기 위해서는 에너지가 필요하다. 간에서 포도당을 끌어와 온몸에 전달한다. 외부 병원체나 염증이 몸을 공격하면 열이 나는 것은 인체의 면역 체계가 정상적으로 작동하는 것이다. 병원체는 대부분 열에 약하다. 열을 발생시키면 면역세포가 활동하기가 유리한 상황이 된다. 면역세포가 이기면 붓거나 열이 나거나 하는 증상들이 정상으로 돌아온다. 통상적으로 염증 반응은 조직의 재생이 이루어지는 1~2주가 지나면 끝나는데 어떤 이유로든지 그 이상 진행이 되면 만성 염증이라 한다. 미세한 염증들이 계속해서 발생하고 쉽게 진정되지 않는다면 만성 염증으로 진행된 것이다.

　만성 염증이 오래 지속되면 조직과 장기를 망가뜨린다. 몸에서 해독할 수 있는 범위를 넘어섰다고 한다. 원인은 과도한 오메가-6 지방산 섭취, 고열량 음식, 장내 세균의 변화, 수면 부족, 흡연, 대기 오염, 운동 부족 그리고 만성 스트레스 등 다양하다. 특히 설탕과 액상 과당이 많이 들어간 가당 음료, 튀긴 음식, 도넛, 케이크, 가공 음식 등이 주원인이다. 염증 반응을 촉발하는 오메가-6는 씨앗을 추출한 식용유와 가공한 식품에 많다.

설탕과 지방이 우리 식생활의 많은 부분을 차지한다. 설탕 소비는 쌀 소비의 절반 정도이다. 이들을 좋아하는 장내 세균이 득세한다. 우리 면역세포는 이 낯선 장내 세균에 더 이상 관용을 베풀지 않고 염증을 유발하는 물질을 분비한다. 장뿐만 아니라 몸 전체에 사소한 자극에도 과도한 염증 반응이 나타나며 각종 자가면역질환이 많이 나타난다. 불과 몇십 년 전과 비교하여 수십 배가량 더 많이 먹고 있는 식용유의 영향이 크다. 식었을 때 툭툭 끊어지는 모조 치즈는 식용유로 만든 것이다. 만성염증은 우리 몸을 해친다. 건강을 지켜주는 급성 염증과 다르다.

정신적 스트레스도 뇌에는 실질적으로 화학적인 공격이 된다. 스트레스 호르몬과 염증 물질은 혈관을 망가뜨려 혈압을 올린다. 해가 진 후의 스트레스가 더 나쁘다. 낮에는 외부 자극에 민첩하게 대응하기 위해 코르티솔 호르몬이 높은 농도로 유지된다. 상대적으로 면역 작용이 억제된다. 밤에는 코르티솔 농도가 낮아지며 면역세포도 활발해져 몸을 치유한다. 상처가 많이 회복된다. 코르티솔의 인체 생리 주기는 낮에는 상승했다가 밤에는 하강한다. 밤은 몸이 회복하는 시간이다. 밤에 받는 스트레스는 몸의 회복을 방해하기에 더 나쁘다.

간은 인체의 화학공장으로 비유할 수 있다. 1천여 종의 소화효소를 만들고 영양소의 합성과 대사, 해독 작용을 한다. 비타민과 면역에 관련된 단백질을 만든다. 술, 흡연, 가공식품, 당질음식, 육류 등은 간에 무리를 줘 해독으로 피곤한 간에 일거리를 더 안겨준다. 면역에 관계된 세포와 면역 물질들은 간, 골수, 림프샘에서 만들어지기에 몸이 전체적으로 다 건강해야 면역력이 높아진다. 독소가 몸에 차면 무기력해지고 만성피로에 시달린다. 독소는 에너지에 의해 제거된다.

에너지는 독소배출의 연결고리이다. 몸이 아프면 식욕을 떨어뜨리는 이유는 음식을 먹지 않는 것이 회복에 유리하기 때문이다. 소화에너지를 줄여 치유활동에 쓰려 함이다. 기력이 없어 움직이기 힘든 것도 활동하는 대신 벌어들인 에너지로 치유 활동에 쓰기 위해서다. 에너지는 충분한 휴식과 수면을 취하면 다시 복구된다.

필자도 채소·과일식을 본격적으로 실천하고 나서 몸에 염증 반응이 심하게 나타났다. 겉으로 보기엔 이상이 없었는데 겨드랑이 림프샘이 붓고 딱딱해지며 림프샘과 연결된 조직도 열이 나고 붓고 빨갛게 변하며 심한 가려움증에 진물까지 흘러나왔다. 진물은 고름과 달리 상처 회복과정에서 나오는 림프액과 단백질 효소 등으로 상처 치유를 도와준다. 냉온욕을 하고 나면 환부가 콕콕 쑤시고 가려움 등 반응이 더 심해진다. 염증 반응은 면역 체계가 활발히 활동하므로 몸도 피곤하다. 1년여에 걸친 긴 시간이 지나 이제는 거의 끝났다. 약도 먹지 않았고 처치도 없었다. 색깔도 짙은 빨간색에서 원래대로 돌아왔고, 딱딱한 부분도 많이 부드러워졌고 가라앉았다. 인체는 자정능력이 있어 망가진 조직을 복구하며 스스로 치유한다.

감염원을 제거하고 조직을 원래대로 복구하는 과정에서 열이나거나 통증이 있다. 이런 증상들은 우리 몸의 방어 전략이지 없애야 할 병이 아니다. 가공식품, 배달 음식을 좋아하면 몸에 독소가 쌓여 있다고 봐야 한다. 정도의 차이는 있지만 독소는 거의 다 있다. 독소와 노폐물이 배출되지 못하면 만성 염증으로 진행된다. 몸속에 독소와 노폐물을 덜 남기는 방식으로 먹어야 한다. 원물에 가까운 순수한 상태로 먹어야 한다. 비싼음식이 좋은 음식이 아니고 가공이 덜 되고 첨가물이 안 들어간 음식이 좋은 음식이다.

02

아침 채소·과일식의 비밀 : 몸의 배출 주기 활용하기

인간의 호르몬 분비나 행동은 예측 가능한 일주기 24시간 순환 리듬에 따라 이루어진다. 몸은 24시간 생체리듬 시계에 따라 아침엔 움직이고 활동할 준비를 한다. 먹고 소화 시킬 준비를 하는 것이 아니다. 우리가 음식을 넣어 주지 않아도 몸은 활동적인 하루 일과 준비를 효율적으로 끝낸다. 2017년 노벨생리의학상은 유전학자인 제프리 홀Jeffrey C. Hall 교수 등 세 사람이 수상했다. 인간의 생체시계가 실제로 어떻게 작동하는지 밝혀낸 성과이다. 생체시계란 주기적으로 반복되는 외부 변화에 대응하여 몸이 미리 준비하는 것이다. 신진대사, 수면, 행동 등 하루의 변화에 맞춰 몸 상태를 준비시키고 24시간 리듬에 따르게 하는 것이다.

생체시계는 기상 전에 몸을 활동 모드로 전환 시킨다. 해가 뜨고 난 후에 활동할 수 있게 준비한다면 소중한 시간과 에너지 낭비가 되기 때문이다. 하루 동안 일어나는 생물학적 상황에 정교하게 대응하기 위해서다. 기상하기 전에 몸의 에너지, 감각, 면역계, 신경계 등 모든 기관의 활동을 준비한다. 매일 반복되는 주기적이고 규칙적인 외부 변화에 대응하기 위해서다. 24시간 생체시계는 잘 때와 깨어있을 때 그에 알맞게 호르몬과 생체리듬을 유지한다. 생체리듬에 맞춰서 성장은 물론 조직 복구와 회복이 주기적으로 이루어진다.

우리 몸은 아침을 먹어 연료를 넣어주지 않더라도 일어서 준비한다. 생체 시계의 지배를 받는 몸은 아침에는 교감신경이 적절히 항진된다. 스트레스 호르몬인 코르티솔과 아드레날린이 분비되어 경미한 긴장 상태인 투쟁-도주 반응을 일으킨다. 이렇게 교감신경이 항진 된 상태에서는 식욕이 생기지 않는다. 먹어도 소화가 원활치 않다. 많은 사람이 아침에 사실 배고프지는 않지만 나중에 허기져서 폭식하게 될까봐 조금 먹어둔다고 고백한다.

인체의 생체시계 리듬을 따르면 몸은 점점 더 건강해진다. 12시간 또는 그 이상의 공복 상태를 지나고 먹는 첫 식사는 순수하고 영양분 많은 채소·과일식이 좋다. 이때 위장은 영양소를 스펀지처럼 모두 흡수하기 때문이다. 영양은 사라지고 정제된 당질과 설탕이 가득 든 고도로 가공된 시리얼 같은 식품은 소화기관과 호르몬 대사에 혼란을 준다. 몸에 영양소와 에너지를 주는 채소·과일은 반드시 아침 공복 또는 매 끼니 식전에 먹어야 한다! 식후에 먹으면 다른 음식에 가로막혀 위에서 내려가질 못하고 발효된다. 변질된 영양소는 이용 가치가 없다.

바쁜 현대인들은 항상 시간에 쫓겨 아침에는 간편한 식사 거리를 찾게 된다. 시간을 절약해 주며, 값이 싸고, 보관기간이 긴 시리얼은 소비자의 니즈에 잘 맞는다. 시리얼은 정제된 당질에다 갖가지 색깔과 향료를 입힌 고도로 가공된 식품이다. 거의 과자나 다름없다. 설탕이 잔뜩 뿌려진 시리얼과 우유, 달걀프라이를 먹는 것은 골고루 먹는 건 맞지만 건강을 위한 조합은 아니다. 아침 식사가 중요한 건 식품회사의 비즈니스이지 우리 몸이 원하는 건 아니다.

칠레에서는 2016년 시리얼 상자에 어떤 만화 캐릭터도 사용할 수 없는 법안을 통과시켰다. 이 규제를 이끈 사람은 소아과의사 출신의 상원 의원이다. 칠레의 식품법에는 학교에서는 더 이상 초콜릿, 감자칩 같은 초가공식품을 판매할 수 없다.[8]

미국의 어린이용 시리얼에는 성인들을 주 타깃으로 해서 만들어지는 제품보다 설탕 함량이 평균 40% 정도 더 들어 있다. 초가공된 아침 식사용 시리얼은 거대 식품회사의 큰 수익원이다. 채소·과일이나 생물처럼 보관이 까다롭거나 유통기한이 짧지도 않다. 생물보다 더 많은 이윤을 남길 수 있어 제조사와 판매사에는 효자상품이겠지만 우리 몸에는 나쁘다.

인체는 매일 3가지 주기에 따라 움직인다. 섭취 주기는 음식물을 섭취하고 효율적으로 소화시키는 주기이다. 동화 주기는 물질대사 과정이다. 음식물로 받아들인 무기물이나 저분자 유기물을 고분자 화합물로 합성한다. 배출 주기는 대사 과정에서 걸러진 찌꺼기와 노폐물을 몸 밖으로 내보내는 주기이다. 요즘 식사 형태는 가공식품 위주일 뿐 아니라 횟수도 많아져 몸의 대사 과정이 제대로 기능할 수 없다. 3주기가 계속해서 방해받으면 비만 등 질병에 노출된다. 건강하려면 매일 이루어지는 인체의 3주기를 온전히 기능할 수 있게 방해하지 않아야 한다.

인체의 배출 주기 〈이른 새벽 4시~낮 12시〉

몸속의 독소와 음식 찌꺼기를 배출하는 시간이다. 인체 내에서 걸러진 노폐물과 독소가 해독기관과 림프 시스템을 통해 가장 활발하게 배출되는 시간이다. 비만을 해결하려면 배출 주기를 방해하지 말아야 한다. 이 시간대에 음식물을 먹어서 소화 에너지로 쓰게 되면 배출 활동에 쓰일 에너지가 줄어든다. 신진대사 기능을 방해하는 격이다. 오전에 배출하고 낮 시간에 섭취하고 저녁엔 동화시키는 사이클이 우리 몸이 매일 반복되는 24시간 생체

시계이다. 야식이 몸에 나쁘다는 건 알고 있지만 아침 식사가 배출을 방해해서 비만과 질병을 부른다는 생각은 하지 못한다.

일반식으로 아침을 무겁게 먹으면 아직 준비가 덜 된 소화기관은 제대로 소화할 수 없어 많은 찌꺼기를 남긴다. 낮 12시까지는 가능하면 금식하는 것이 생리 대사에 좋다. 아침에 수분이 필요한 몸에 생수 한 잔이 도움 된다. 차거나 뜨거운 물보다는 체온과 비슷한 온도의 물이 좋다. 차거나 뜨거운 물을 몸속에서 심부체온에 맞추느라 에너지 낭비를 할 필요가 없다. 아침에 금식을 실천할 수 없다면 식사를 반으로 줄여보고 차차 생수 한 컵으로 대체해보자. 오전 배출주기를 방해하지 않으면 지방 속에 갇힌 독소와 노폐물을 배출할 에너지가 생긴다. 독소를 같이 잡아두던 수분도 같이 배출된다.

아침 식사에 대한 언급은 일본의 니시 의학에서도 똑같이 말하고 있는데 "오전 중에는 배설을 하기 위해 흉추 9번 이하의 신경들이 활발하게 움직인다. (중략) 아침 식사를 하느라 배설기관이 충분히 가동하지 않으면 체내에 소변으로 빠져나가야 할 노폐물과 독소가 쌓인다. 류머티즘이나 신경통은 그렇게 해서 발병한다." 아침에는 위장과 소화기관의 점막들이 휴식상태이다. 음식이 들어가면 소화에 우선적으로 에너지가 집중되므로 다른 기관의 활동이 방해받는다. 섭취, 동화, 배출 주기가 모두 다 중요하지만 살을 빼려면 배출 주기를 방해하지 말아야 한다. 음식찌꺼기와 몸속의 독소는 배출되어야 하는데 또다시 음식이 들어오면 대사 기능이 방해받는다. 든든한 아침 식사는 배출시간의 온전한 활동을 방해한다. 아침식사는 생리적이라기보다는 관습적인 면이 크다. 습관이 굳어져 배가 고프다든가 반응하는 것일 뿐 몸에서 원하는 것은 아니다.

아침에 먹지 않으면 소화에너지를 절약해 배출에 집중함으로써 비만을 예방할 수 있다. 이 시간대에 몸속 대표적인 해독기관인 림프 시스템이 가장 활발하게 움직여 독소를 배출 기관으로 순환시킨다. 매일매일 배출이 원활해지면 독소를 림프샘에 쌓아둘 일이 없으며 체중이 늘 이유가 없다. 배고픔을 관장하는 호르몬도 24시간 일주기 생체리듬에 따라 움직인다. 아침에는 그렐린 호르몬의 분비가 억제되므로 배가 고프지 않다. 인체는 먹고 소화시킬 준비가 아니라 활동할 준비를 끝낸다. 우리 몸이 하는 일을 도와주자.

인체의 섭취 주기 〈낮 12시~늦은 저녁 8시〉

음식물을 섭취하고 효율적으로 소화할 수 있는 시간대이다. 긴 공복 시간이 끝나고 음식을 처음 섭취할 때는 채소·과일이 좋다. 채소·과일을 먹을 때도 여러 종류를 섞어서 먹을 필요가 없다. 한두 종류의 과일이면 충분하다. 과일 속에는 우리가 익히 알고 있는 영양성분이 다가 아니다. 아직 모르는 영양소의 수가 훨씬 많다. 여러 종류의 과일을 섞어서 먹으려 애쓰지 말고 한 두 종류면 충분하다. 한 개의 과일 속 패키지로 구성된 완벽한 영양소의 조합을 제대로 추출하는 것이 중요하다.

채소·과일식의 비율은 과일이 80% 정도 주가 되고 채소는 양념 개념으로 먹으면 된다. 채소는 색다른 맛과 다양한 미네랄을 보충해 줄 수 있기 때문이다. 채소 따로 과일 따로 먹는 것이 좋다. 소화되는 시간이 다르기 때문이다. 과일은 30분~1시간 정도면 위장을 빠져나가 소장에서 흡수된다. 채소는 위장에서 3시간 정도 머물다 소장으로 넘어간다. 그때 영양분의 흡수가 일어난다. 그전까지는 소화에 필요한 에너지만 쓸 뿐이다. 과일은 소화 에너지를 줄여준다. 집에서 만든 과일 주스나 스무디는 괜찮으나 시판 과일 주스는 안 된다. 고온 열처리, 보존 처리 등으로 영양소는 이미 사라졌다.

위장에서 물은 대체로 10분, 과일은 30분~1시간 정도 머문다. 탄수화물 식품은 3시간 내외, 단백질과 지방은 3~4시간 이상 머문다. 탄수화물밥, 단백질 식품고기을 섞어 먹은 경우는 8시간 이상 12시간까지도 머무를 수 있다. 이는 위장에 극심한 피로를 가져온다. 위장을 생각한다면 탄수화물과 단백질 음식은 동시에 먹지 말고 시차를 두고 따로따로 먹어야 한다. 정제·가공 식품을 먹는다면 반드시 섭취 주기낮 12시~저녁 8시에 먹어야 한다. 과일을 먼저 먹고 나서 먹으면 된다. 공복에 들어가는 첫 끼는 소화기관에서 온전히 영양소를 빨아들이므로 순수하고 깨끗한 음식을 먹어야 한다. 몸속에 독소와 찌꺼기를 남기는 공장 음식은 안 된다.

위장은 음식이 조금이라도 남아 있으면 소화시키기 위해 계속 움직인다. 조금씩 자주 먹는 것도 나쁘다. 위장에 음식물이 소화되고 나면 식사 사이에 남아 있던 소화 안 된 찌꺼기들이 위장 비우기를 통해 제거된다. 위장 비우기는 평소에는 지름 2mm 정도의 유문괄약근이 이완되어 음식물 찌꺼기를 소거시키는 작업이다. 강력한 연동운동에 의해 십이지장으로 소거된다. 위장도 일하는 시간과 쉬는 시간의 균형이 있어야 한다. 잦아진 식사 횟수로 계속해서 먹어대니 위장이 쉴 틈이 없다. 독소 청소와 노폐물 배출이 충분히 이루어진 낮 12시 이후 소화 주기에 식사하면 된다.

인체의 동화 주기 <지녁 8시~새벽 4시>

영양분의 흡수 및 대사 활동주기이다. 수면을 통해 장기가 충분히 회복하는 시간이다. 물질대사를 통해 동화시키고 재생하는 시간이다. 각종 호르몬이 왕성하게 분비되어 몸을 회복하고 에너지를 충전한다. 잠잘 때 분비되는 성장호르몬은 노화를 막아주고 지방분해에 도움을 주며 골밀도를 증가시킨다. 몸이 회복되는 동화주기에 음식이 들어오면 소화를 우선으로 하기에 회복, 재생하는 에너지가 부족해 비만과 질병을 초래한다. 새벽 4시부터 시작되는 배출 주기 전에 동화 작용이 모두 끝날 수 있도록 식사는 저녁 8시 이전에 끝내야 한다.

야식을 먹어 소화 에너지로 써버리면 회복과 치유 활동이 더뎌진다. 낮보다는 밤에 자고 일어나면 상처가 많이 회복되어 있음을 알 수 있듯이 밤에는 몸이 치유와 재생에 더 힘을 쓴다. 음식물은 소장에 들어갈 때까지는 생성되는 에너지는 없고 소화에너지 소모만 일어난다. 아침, 점심, 저녁을 먹고 간식까지 챙겨 먹는 식생활은 비교적 근래의 흐름이다. 배출주기인 낮12시까지는 배출에 집중할 수 있도록 가능하면 먹지 않는 것이 좋다. 아침 8시경이 그렐린호르몬 수치가 가장 낮으므로 식욕도 당연히 없다. 몸이 먹고 싶어 하지 않으면 그 소리를 따르면 된다. 먹는다면 소화 부담이 거의 없는 채소·과일식을 하면 된다.

아침에는 채소·과일식을 실천해보자. 에너지는 인체 신진대사의 연결고리인데 과일이 간직한 에너지는 상당하다. 과일 속 수분은 몸의 독성 노폐물을 씻어낸다. 몸의 산화적 스트레스를 중화시키는 항산화제를 듬뿍 갖고 있다. 단 공복 식전에 먹어야 한다! 채소·과일 원물의 영양소를 제대로 추출할 수가 있다. 식사 후에 먹는 과일은 익히 아는 여러 문제를 야기시킨다. 사과를 먹으면 신물이 올라온다든가 하는 경우이다. 과일은 30분이면 위장을 통과해 소장으로 가 많은 영양소를 풀어 놓을 수 있다. 시간적 여유가 없다면 5분이라도 먼저 먹고 일반식을 하면 된다.

과일 속에도 우리가 알고 있는 한두 영양소가 다가 아니고 아직 이름을 부여받지 못한 수많은 유익한 성분이 있다. 그러므로 한두 종류만 먹어도 충분하다. 더 많은 종류를 먹어도 나쁠 건 없다 과일은 자체소화 효소를 갖고 있어 에너지가 거의 필요치 않기 때문이다. WHO의 하루 과일 섭취량은 하루 400g이지만 채소·과일식의 다양한 효과를 보려면 경험상 800g 이상은 먹는 것이 좋다. 중간 정도 크기 사과는 200g이니 사과 4개 이상의 꽤 많은 양이다.

필자는 인체의 배출 주기인 낮 12시까지는 금식한다. 미지근한 물 또는 순한 커피를 마실 경우도 있다. 보통의 경우 낮 12시까지 배고프지 않다. 지인들의 말을 들어보면 오전에 배가 고파서 면 종류도 아닌 꼭 밥을 먹어야만 한다는 경우가 많다. 필자도 아침에 허기질 때가 있는데 전날 채소과일식을 충분히 하지 못한 경우와 일반식만 한 경우이다. 편향된 식사로 몸에 필요한 영양소가 공급이 안 되므로 배고픔으로 나타나는 것이다.

오후 2~3시경 하루 과일량의 반 정도를(400~500g, 사과 두 개 정도의 양) 먹는다. 과일 무게는 수박, 감귤류와 바나나 등은 껍질을 복숭아나 살구, 망고 같은 핵과류는 씨 부분을 빼고 계산한다. 제철 과일을 1분 정도 맹물에 담가뒀다가 1종 주방 세제로 씻어 껍질째 먹는다. 채소 · 과일 전용 세제 아니어도 가능하다. 참외 등도 작은 걸로 먹기에 칼은 거의 안 쓴다. 껍질이 억세지 않고 먹을 만하다. 과일이 커 껍질이 억세면 적당히 벗겨내고 먹으면 된다. 소화를 못 시키면 장내 세균의 먹이가 되지만 너무 거칠면 자극이 될 수 있다.

채식 위주의 일반식을 2~3시경에 하고 3시간 후에 과일 먹고 6~7시경 일반식을 한다. 하루 채소 · 과일식 2회, 일반식 2회 정도이다. 하루 일반식을 한 끼 할 경우도 많다. 만약에 하루 한 끼만 먹는다면 오후 3~4시경이 가장 이상적인 시각이라 한다. 가공식품이 먹고 싶을 때가 가끔 있지만 먹고 나면 속이 더부룩하고 기분이 나빠져서 다시는 생각나지 않는다. 채소·과일식을 실천하면 몸은 건강해지겠지만 맛있는 것들을 못 먹으니 아쉽다는 생각이 들 수도 있다. 하지만 몸의 섭취 주기(낮 12시~8시)에 먹으면 된다. 과자든 빵이든 라면이든 이 시간대는 몸이 소화에 집중하므로 완전 소화될 수 있게 노력한다.

입맛 또한 자연스럽게 순수해지기에 걱정할 필요는 없다. 가공식품의 인공적인 단맛에 중독되어 계속 먹게 되는 부자연스러운 식욕이 교정된다. 오늘 당장 과일 800g을 먹고 가공식품을 끊지 않아도 된다. 어제까지도 가공식품 위주로 먹었는데 오늘 당장 바꿀 수 없다. 단칼에 실천하는 사람도 있겠지만 우리가 추구하는 방향은 건강하고 행복하게 살기 위함이므로 스트레스 받을 필요 없다. 어릴 때부터 습관화된 입맛도 아니고 변화에 시간이 걸리는 것이 당연하다. 가야 할 방향을 정확하게 잡는 것이 큰 변화다. 사놓은 가공식품 다 먹고 앞으로 안 사면 된다.

식단을 추구하는 방향이 채소·과일식이면 된다. 한 달 동안 사과 하나를 안 먹었어도 오늘 사과 반쪽만 먹어도 몸은 보답한다. 속이 편해지고 정신이 맑아진다. 소화불량이 없는 그저 그런 상태가 아니고 속이 지극히 평화롭다. 자두 반쪽, 복숭아 참외 반쪽으로 시작하면 된다. 공복 또는 식전에 먹으면 된다. 과일 속 성분 중 우리가 아는 성분은 일부이므로 영양소를 완벽히 추출하기 위해서 동시에 많은 종류의 과일을 섞어 먹으려 하지 않아도 된다. 식후 과일은 먼저 먹은 음식들로 3시간을 위장에서 정체되어 발효된다. 변질된 영양소는 소장에서 제대로 흡수되지 않는다. 공복 또는 일반식 이전에 먹으면 된다. 식사 시작을 채소·과일로 시작하고 일반식을 해도 좋다.

03

야식의 유혹, 왜 피해야 할까?

잠자기 3시간 전까지 온전한 한 끼 식사는 마쳐야 한다. 늦은 밤저녁 8시 이후에 먹는 음식은 숙면을 방해한다. 자는 동안 몸의 회복과 치유에 쓰여야 할 에너지가 소화에 쓰이기 때문이다. 빈속으로 자야 호르몬 분비가 활발해져 독소 제거와 손상된 세포의 기능 회복 등이 잘 이루어진다. 밤은 수면을 통해 몸과 마음을 이완시키고 충분한 휴식을 하는 시간이다. 야식은 쉬어야 할 소화기관에 일을 시키는 것이다. 흡연, 카페인 섭취 등도 몸을 각성시키기에 취침 전에는 피한다. 빈속에 잠을 자야만 분비되는 호르몬도 있다. 12시 전후로 호르몬 분비가 왕성해지므로 이 시간에 자면 회복과 재생에 더 효과적이다.

수면 시간은 우리 몸의 회복과 재생이 일어나는 시간이다. 재생이란 세포의 회복을 도와 노화를 방지하고 면역력을 높이는 것이다. 자거나 공복 시에 분비되는 성장호르몬은 노화를 억제하고 피부재생, 복구, 지방분해, 근육증가 등의 역할을 한다. 면역세포들도 수면 중 손상된 조직을 활발히 복구한다. 이 시간에 음식이나 알코올이 들어오면 소화와 알코올 분해가 우선이 된다. 휴식과 재생 활동이 방해받아 다음 날까지 피로가 쌓인다. 흡연도 마찬가지이다. 독성 물질을 분해하기에 간이 휴식을 취하지 못한다.

식욕을 조절하는 호르몬 중 대표적인 것이 렙틴과 그렐린이다. 이 호르몬들은 24시간 생체시계에 따라 일정한 리듬으로 움직인다. 단순하게 생각하면 가장 긴 공복시간을 겪고 난 아침에 배가 제일 고플 것 같지만 그렇지 않다. 경험적, 직관적으로 알고 있다. 오래 굶어서 배고픈 것이 아니고 배고픔을 조절하는 호르몬의 역할이 크다. 허기를 느끼게 하는 폭식호르몬인 그렐린이 오전 8시에 가장 낮기 때문이다. 그렐린은 오후 8시에 가장 높다. 생체리듬을 이해하면 체중감소에 도움이 된다. 수면이 부족하면 이 리듬이 깨져서 살을 빼기가 힘들어진다.

행복 호르몬이라 불리는 세로토닌은 장에서 95% 이상 만들어진다. 세로토닌이 밤이 되면 멜라토닌으로 전환되어 수면을 유도한다. 뇌의 시상하부에서 작용한다. 세로토닌의 활성이 저하되면 우울증에 걸린다. 세로토닌이 만들어지는 장이 건강하지 않으면 숙면을 취하기도, 행복하기도 어렵다. 세로토닌 분비가 잘되어야 멜라토닌으로 변환되어 숙면을 취할 수 있기 때문이다. 수면은 휴식과 재충전의 시간이다. 방해하면 안 된다. 수면 시간을 줄여 일하거나 노는 것은 미래의 건강을 현재에 가불해 쓰는 것과 같다. 지속적으로 잠을 줄이면 언젠가는 건강을 해치기 때문이다.

잠자는 시간은 면역활동을 하는 백혈구 활동이 활발해져 면역력이 높아진다. 뇌의 기능을 회복시키고 기억력을 향상시킨다. 수면이 부족하면 만성적인 스트레스를 유발한다. 비만, 당뇨, 고혈압, 심장, 뇌졸중 등 만성적인 생활습관병이 따라온다. 지속적인 스트레스로 잠을 충분히 이루지 못할 수도 있다. 우리 몸은 진화를 거듭하면서 스트레스 상황을 이겨낼 메커니즘 정도는 갖추고 있다. 하지만 현대인들의 스트레스는 투쟁-도피 반응처럼 폭발적인 육체활동으로 종결되지 않고 만성적으로 이어져 문제가 된다.

스트레스를 받으면 나오는 코르티솔 호르몬은 폭발적인 신체활동을 할 수 있도록 몸을 준비시킨다. 그러나 현대인들이 주로 겪는 정신적이고 만성적인 스트레스는 격렬한 신체활동으로 스트레스 반응이 종료되지 않는다. 육체적인 에너지 소모가 없다. 몸은 생소한 이 상황을 처리하기에 어려움을 느낀다. 스트레스, 피로감, 비만 등의 문제는 단순해 보이지만 그렇지 않다. 다면적이고 복합적인 원인이 있다. 항산화제나 영양제를 챙겨 먹는다고 해결될 문제가 아니다. 전반적인 생활 습관 교정이 필요하다. 잠이 부족한 상태에서 체중 감량은 할 수 없다. 체중과 수면은 깊은 관련이 있다.

1910년에는 사람들이 9시간 정도 잤다. 지금은 6시간도 못 자는 성인들이 30% 정도 되는 것으로 나타났다. 2023년 3월 발표된 한국, 미국 등 전 세계 12개국을 대상으로 한 수면 연구 리서치에 따르면 한국인의 수면 평균 시간은 7시간이 안 된다. 수면의 양과 질 모두 글로벌 평균에 비해 불만족도도 높았다. 수면 부족은 강력한 스트레스 인자로서 코르티솔 호르몬 생산을 촉진한다. 인슐린 호르몬 농도와 인슐린 저항성 모두 높인다. 하룻밤만 못 자도 혈중 코르티솔이 두 배 이상 증가한다.

코르티솔은 혈압을 올리고 식욕을 저하시키고 대사기능을 억제한다. 수면이 부족한 상태에서 혈압이나 콜레스테롤 수치를 떨어뜨릴 수 없다. 약을 먹는 방법밖에 없다. 만성적인 수면 부족은 더욱 나쁘다. 취침을 방해하는 것들로는 스마트폰을 비롯한 블루라이트가 니오는 각종 선자기기와 밝은 조명이다. 자야 할 어두운 밤이라는 것을 깨닫지 못하게 하는 것들이다. 멜라토닌은 날이 어두워지면 분비되며 빛과 반비례하여 오르락내리락한다. 조명을 끄고 어두워야 수면을 취하기 쉽다. 잠자기 두 시간 전에는 조명을 어둡게 하고 밝은 빛이 나오는 전자기기도 멀

　　　　　　　　　　　　채소과일식의 정석

리한다.

　밤에는 자연 치유력이 몸을 치유하고 재충전하는 시간이다. 음식이 들어오면 소화에 피가 몰리기에 회복 재생 작업이 제대로 되지 않는다. 밤새 소화시키느라 바빠서 재생과 치유할 틈이 없다. 수면 시간은 점점 줄어드는 추세다. 수면의 질 감소에 영향을 미치는 요인으로는 단기간에 해결되지 않는 정신적인 격정과 스트레스다. 스트레스 완화와 숙면을 도와주는 호르몬이 세로토닌이다. 행복 호르몬 세로토닌의 90% 이상이 장에서 만들어지므로 장이 건강해야 한다. 낮에 30분 정도 햇볕을 쬐면 숙면에 도움이 된다. 어씽, 맨발걷기는 접지하여 건강에 도움을 주며 불면증을 없애주는 효과도 있다. 운동은 저녁식사 전에 마치도록 한다. 잠자기 직전의 운동은 신경을 활성화하고 체온을 올린다.

같은 칼로리를 먹어도 낮 식사군보다 저녁 식사군의 체중 증가가 더 크다는 실험 결과가 있다. 필자도 저녁 식사를 무겁게 하거나 8시 이후에 먹고 자면 아침에 항상 배가 고프다. 채소·과일식도 하고 싶지 않다. 체중도 확실히 불어나 있다. 건강이 나빠진다는 지표이다. 아침을 가공식품으로 먹으면 또 배가 고프고 악순환이 반복된다. 24시간 생체리듬이 깨진다.

잠자리는 어둡고 조용한 곳이 좋다. 알코올은 수면의 질을 방해한다. 각성제, 카페인도 취침 6시간 전에는 피한다. 식사는 취침 3시간 전에는 마치도록 한다. 저녁 무렵에 충분한 수분은 혈액 점도를 낮추어 혈액 순환을 도와준다. 몸의 청소부인 림프 순환이 원활할 수 있도록 잘 때는 몸을 압박하지 않는 헐렁한 옷을 입는다. 매일 8시간 정도로 잔다. 『노화의 종말』의 저자 데이비드 A. 싱클레어는 취침시는 19℃ 정도의 서늘한 온도가 좋다고 한다. 창문을 살짝 열어두어 신선한 공기를 마신다. 아침에 규칙적으로 정해진 시간에 일어나면 24시간 생체리듬의 균형을 잘 맞출 수 있다.

채소과일식의 정석

04

독소 배출의 진짜 방법 : 소식보다 채소·과일식

몸속의 독소는 정상적인 대사 과정의 산물로 생겨난다. 매일 3,000억 개의 세포들이 죽고 새로 태어난다. 죽은 세포는 독성이 있으므로 몸의 해독기관 간, 신장, 폐, 대장, 피부를 통해 배출되어야 한다. 자연 상태에서 많이 변형된 공장 음식은 우리의 소화관을 지나면서 불완전하게 소화된다. 많은 찌꺼기를 남기게 된다. 몸은 가공된 식재료가 익숙하지 않아 어떻게 처리해야 할지 모른다. 『다이어트 불변의 법칙』의 저자 하비 다이아몬드는 말한다. "이 산성 노폐물들이 피를 타고 뇌와 심장으로 들어가면 사망이다. 그래서 우리 몸은 가장 안전한 곳배와 허벅지에 저장해 둔다. (중략) 이 축적된 독성 노폐물을 제거하려면 엄청난 에너지가 소모된다."

우리 몸은 항상성이 있어 산도를 항상 일정하게 유지되도록 설계되어 있다. 몸의 65%가 물이며 pH7.4 약알칼리로 유지한다. pH가 0.05만 떨어져도 생화학적 대사를 수행하는 효소 활동 10%가 감소된다. 체내에서 자연사하거나 파괴되는 하루 3,000억 개의 세포 또한 산성 노폐물이 된다. 이 노폐물은 몸에서 중화시켜 배출해야 한다. 처리능력이 떨어지면 노화가 오고 병이 생긴다. 나쁜 생활 습관이 쌓이면 산성 체질로 바뀐다. 산도의 균형이 깨진 상태에서는 독소와 노폐물이 쌓이기가 더 쉬워진다.

산성 또는 알칼리성 음식을 구분하는 기준은 몸속에서 내사가 된 후에 최종적으로 남기는 미네랄의 성질에 달려있다. 황과 인 같은 산성 미네랄을 많이 남기면 산성 식품이다. 칼슘이나 칼륨 같은 알칼리성 미네랄을 많이 남기면 알칼리성 식품이다. 입에서 신맛이 나는 것과는 상관없다. 비타민, 효소, 항산화 성분 등이 풍부한 과일과 채소의 알칼리 성분은 몸의 산성을 중화시킨다. 동물성 음식, 수분이 빠져 농축된 음식, 칼로리 밀도가 높은 음식은 몸을 산성화한다. 세균은 산성 물질을 내어 우리 몸을 공격한다. 알칼리성 식품은 세균을 중화해 감염을 방어할 수 있다. 명상, 가벼운 운동 등도 산도를 낮추기는 하지만 음식이 더 큰 영향을 준다.

건강한 음식을 먹고 선강관리를 해도 인체는 산성으로 기울어지려는 경향이 있다. 오염된 물과 공기, 스트레스 등의 생활환경적인 이유 때문이다. 인체의 대사 과정에는 원래 산 성분이 자연스럽게 형성되며 우리 몸은 자체적으로 배출 가능하다. 그러나 지속적인 육식과 가당 음료 등 산성 식품 섭취는 몸의 항상성을 깨뜨린다. 고온에서 조리 된 육류는 단백질이 변성된다. 변성된 산성미네랄 성분이 많으면 골다공증 등 각종 질환의 발병률이 높아진다. 요산농도가 높아져 통풍의 위험도 생긴다.

 탄수화물과 지방은 몸속에서 연소되고 나면 최종적으로 기체가 된다. 단백질은 질소 부산물을 생성하는데 연소되어 사라지지 못하고 신장을 통해서만 배출 가능하다. 단백질이 대사되면 암모니아라는 유독물질이 생성된다. 간은 암모니아를 요소로 바꿔 암모니아의 축적을 방지한다. 필요한 양보다 더 많은 양을 지속적으로 섭취하면 몸에서는 독소가 된다. 고기를 많이 먹고 난 뒤 소변과 땀에서 암모니아 냄새가 나는 이유이다. 4대 해독기관 중 하나인 신장은 동물성 식품을 해독시키느라 신장 기능의 1/4을 잃는다고 한다.

 신맛을 가지고 있다고 산성 식품이 아니다. 발효식초는 pH가 2.2로 강산을 띠지만 몸속에서는 칼륨과 나트륨 등 알칼리 원소를 많이 남겨 알칼리성이다. 채소, 과일, 다시마, 미역 등도 알칼리성 무기질을 많이 만든다. 육류나 어류 육가공품 등 단백질이 풍부한 식품은 산성 미네랄인 유황이나 인으로 많이 변한다. 중화하기 위해서 알칼리성 미네랄인 칼슘을 빼서 쓰기에 골다공증을 초래한다. 술, 커피, 감미료 등도 산성이다. 몸에 죽은 세포 등 산성 노폐물이 축적되면 노화가 촉진된다.

　나이가 들수록 영양소 섭취뿐 아니라 독소 배출, 디톡스의 능력이 중요해진다. 성장을 위한 식단과 항노화를 위한 식단은 달라야 한다. 체내에 쌓여 있는 독소와 합성 물질을 배출하면 대부분의 생활습관병은 나을 수 있다. 해독기관을 통해 배출이 안 되면 효과적인 독소 배출이 안 되고 있는 것이다. "몸에 염증 물질이 쌓여 관절, 척추, 손가락 마디가 아플 수도 있고 혈관이 탁해져 당뇨와 고혈압이 생기고, 그런 상태가 장기화되면 간, 심장, 신장, 말초 신경 등이 손상될 수도 있다." 『환자 혁명』의 조한경 저자는 말한다. 간이 해독을 다 하지 못하면 피부로 알레르기나 두드러기 등의 증상이 나타난다.

　몸에 독소가 쌓이는 원인 중 하나는 당 독소이다. 혈액 속에서 에너지로 쓰이고 남은 포도당이 단백질 또는 지방과 결합해 생기는 독소이다. 최종 당화산물 AGE, advanced glycation end-products이라 한다. 전분 음식에 주로 발생하는 당 독소가 세포에 달라붙으면 세포가 제 기능을 못 한다. 독소는 혈액을 타고 다니며 혈관을 딱딱하게 만든다. 세포에 당이 붙어 만성 염증, 산화 스트레스, 당뇨병 등을 일으킨다. 몸에 쌓인 당 독소는 면역력을 저하시킨다. 콜라겐에 붙으면 주름, 기미를 만든다.

당 독소는 대사 과정 중 몸에서 만들어지기도 하지만 조리 방법에 따라 많이 생긴다. 고온의 기름에 튀기거나 높은 온도에서 구우면 당 독소가 급격히 올라간다. 육류를 구울 때 벤조피렌이, 감자를 고온의 기름에 튀길 때 아크릴아마이드가 나오는데 둘다 발암물질이다. 자주 먹게 되면 만성 염증, 노화 위험이 높아진다. 굽거나 튀긴 요리보다 찌거나 삶는 방식이 당 독소 수치를 낮춘다.

독소 배출은 운동보다는 음식을 통해서 해야 한다. 좋은 식품이란 수분과 식이섬유가 많고 부피가 큰 식품이다. 자연 상태의 식물성 식품이다. 수분과 섬유소는 칼로리가 없으므로 체중을 줄이는 데 유리해 비만을 예방한다. 건강지표가 좋아진다. 뉴욕타임스도 식물성 식품을 먹는 사람들이 육식주의자들에 비해 현저하게 낮은 암 발생률을 보인다고 한다. 몸의 산화적 상태를 방어해 주는 항산화물질이 풍부하고 깨끗한 음식을 먹으면 된다. 신진대사를 도와 해독기관의 배출 활동을 도와준다. 몸은 항상성을 되찾아 스스로 치유한다.

2010년 판 『미국인을 위한 식생활 지침』에도 과일과 채소 섭취량을 늘려야 한다는 내용이 있다. 공복 또는 식전에 비타민, 미네랄, 수분, 항산화 성분, 파이토케미컬 등이 풍부한 신선한 과일을 먹으면 된다. 천연항산화제, 파이토케미컬식물 영양소, 식이섬유 등 몸에 좋은 성분은 대부분 식물에서 나온다. 영양제나 건강기능식품이 모방하고 있는 성분들은 거의 과일, 채소, 통곡물이 가지고 있는 성분이다. 간이 독성을 중화할 때마다 활성산소가 생겨난다. 항산화 성분이 활성산소를 중화해 해독한다. 수분 많은 채소·과일은 몸의 노폐물을 씻어내 준다.

Helpful
Tips

체중 감소에서도 단기간 집중적으로 과일 위주의 식단은 최고의 효과를 발휘한다. 필자도 과식을 하거나 채소과일식을 충분히 하지 못한 다음날은 금식을 하거나 채소과일식만 한다. 과일은 대략 90%가 수분으로 이뤄져 칼로리는 높지 않아 살찌지 않고 몸을 건강하게 해준다. 체중 감량의 면에서도 운동보다는 식단을 조절하는 것이 훨씬 효과적인 방법이다. 운동은 몸을 건강하고 아름답게 만들어 주지만 체중 감량의 폭은 크지 않다. 인간의 몸은 효율적으로 잘 만들어져서 적은 칼로리로도 많은 활동을 할 수 있기 때문이다. 계단 10개를 올라가는 열량 소모량은 1.4kcal이다. 100 계단을 올라가야 14kcal가 소모된다. 칼로리 소모보다는 내부 장기의 기능을 튼튼히 하여 지방을 잘 태울 수 있게 대사기능을 높이는 방법이 영리하다.

채소과일식의 정석

05
식이섬유의 마법 : 혈당 안정과 변비 해결

　세계보건기구WHO는 식이섬유소를 탄수화물, 지방, 단백질, 비타민, 미네랄에 이어 6대 영양소로 추가했다. 식이섬유는 자연의 식물성 식품에 들어 있는 섬유질cellulose이다. 주로 식물의 세포벽 또는 껍질에 있으며 인체의 소화효소로는 분해되지 않는 다당류이다. 세계보건기구 WHO의 하루 식이섬유 권장량은 27~40g성인이다. 채소·과일은 400g 이상의 섭취를 권장한다. 우리나라 질병관리청에 따르면 하루 식이섬유 권장 섭취30g 성인 남자, 20g성인 여자 이상이다. 국제 기준이 좀 더 높다. 과일은 질 좋은 식이 섬유의 보고이다. 중간크기 사과 하나 250g에 4.5g 정도의 섬유질이 들어있다.[9]

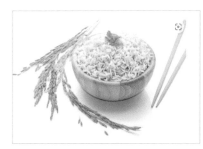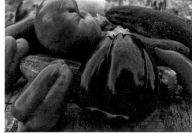

6대 영양소로 추가된 식이섬유

　식이섬유는 몸속에서 소화·흡수되지 못하는 난용성 성분이다. 그대로 배설되므로 영양과 에너지 제공은 못 한다. 식이섬유에는 유의미한 영양성분이 없어 1950년대까지도 소화를 방해하는 불필요한 성분으로 취급받았다. 1970년대에서야 건강에 도움 되는 식이섬유의 기능이 밝혀지게 되었다. 식이섬유는 부피감이 있어 적게 먹어도 포만감을 준다. 비만 예방과 식후 혈당을 서서히 올리기에 당뇨병 예방에 도움을 준다. 식이섬유는 장내 미생물의 먹이로서 분해가 된다. 그 과정에서 항암물질을 비롯해 인체에 유익한 면역 물질, 호르몬 등을 분비한다는 것이 확인되었다.

음식물이 소화 전 과정을 거치면서 몸 밖으로 배출되기까지는 12~70시간 정도 걸린다. 오래 머물수록 대장에서 수분이 흡수되어 변이 딱딱해진다. 대변에 포함된 나쁜 노폐물이 장의 내벽에 상처를 내거나 가스 분출 등의 해를 끼칠 수 있다. 소장에서는 영양소를, 대장에서는 수분을 흡수한다. 대장은 물을 있는 대로 다 흡수하려는 성질이 있다. 변비를 예방 또는 치료하려고 수분을 많이 마셔도 잘 해결되지 않는다. 물을 많이 마시면 변비가 해결되는 것이 아니라 소변이 마려워 화장실을 자주 들락거리게 된다. 대변을 부드럽고 굵게 만드는 역할은 물이 아니라 식이섬유가 하기에 그렇다.

섬유소는 식물이나 나무의 세포벽을 구성한다. 식물체 구성성분의 반 정도를 차지한다. 지구상 유기물 중 가장 존재량이 많다. 천연의 섬유소는 장내 세균의 먹이가 된다. 섬유질은 수분을 흡수하여 부풀어 오르고 끈적끈적해지는 성질이 있다. 장내 유익균의 먹이가 되어 장을 건강하게 하며 발암물질, 환경호르몬, 콜레스테롤 배출을 촉진하는 역할을 한다. 노폐물과 독소를 흡착하여 배출하는 역할을 한다. 독소가 몸속으로 침투하지 못하도록 한다. 유익균의 활동을 지원한다. 지방을 유화시키기 위해 분비되는 담즙을 흡착한다. 과다한 담즙은 대장암의 원인이 될 수 있기 때문이다.

식이섬유는 수용성과 불용성, 두 가지가 있다. 수용성은 물에 녹는 식이섬유로 주로 과일과 채소 속에 많다. 과일의 펙틴이나 해조류의 알긴산, 버섯의 베타글루칸 그리고 헤미셀룰로스, 검 등이 있다. 수용성 식이섬유는 물을 흡수하여 팽창하여 걸쭉한 젤 형태로 변한다. 음식물이 오래 머물게 해 포만감을 준다. 혈당 수치를 서서히 올려 인슐린이 갑자기 많이 분비되는 것을 막아준다. 식이섬유는 영양 성분이 아니므로 소장의 상피세포를 통과하지 못한다. 몸에 흡수가 안 되며 장내 세균의 먹이가 된다. 살이 찌지 않는다.

불용성은 물에 거의 녹지 않으며 현미 같은 통곡물이나 콩의 껍질부분에 많이 들어있다. 보리, 귀리 등의 곡물류와 애호박, 셀러리, 아보카도, 키위, 포도 등에 많이 있다. 종류는 셀룰로스,

리그닌 등이 있으며 물을 거의 흡수하지 않아 표면이 거칠어 장 점막이 약한 경우에는 채소·과일을 통한 수용성 식이섬유 섭취를 권한다. 녹말을 서서히 소화시켜 혈당이 갑자기 높아지는 것을 막아준다. 장 연동운동을 촉진하며 대변량을 늘리며 변을 무르게 한다. 현미에 들어있는 섬유질은 대장 청소와 변비를 예방한다.

자연의 탄수화물 식품은 식이섬유를 비롯한 영양소들이 골고루 들어있다. 식이섬유는 별 맛이 없고 포만감을 주기에 많이 먹을 수 없어 정제·가공 과정에서 대부분 제거된다. 어느 정도 길이가 있어야 유지되기에 가루로 만들면 사라진다. 통곡물 알갱이 속에는 있지만 가공을 거치면 사라진다. 식이섬유를 빼버리면 당질만 남은 불균형한 상태가 된다. 식이섬유가 없는 음식을 장기간 먹으면 장내 미생물 생태계에 영향을 준다. 유해균이 번성하게 만들어 면역 체계에 나쁜 영향을 준다.

다당류라고도 하는 복합 탄수화물은 포도당 분자단당류가 긴 사슬 모양으로 연결되어 있다. 복합 탄수화물인 녹말은 소화과정에서 단순당인 포도당으로 먼저 분해되고 난 후에 흡수된다. 포도당, 과당, 자당 같은 단순 탄수화물보다 흡수되는 데 시간이 더 걸린다. 혈당도 천천히 올린다. 녹말 등 복합 탄수화물 식품은 장시간 포만감을 주고 에너지를 만들기에 좋은 식품이다. 가공하지 않은 통곡류는 비정제 탄수화물 식품이다. 속껍질이나 씨눈^{배아}을 제거하지 않았다. 비정제 탄수화물을 먹으면 섬유소 섭취가 늘어나 포만감을 오래 유지할 수 있다.

식이섬유는 아니지만 식이섬유 역할을 하는 전분이 있다. 90%가 전분인 쌀밥을 지으면 호화전분이 된다. 지은 밥을 낮은 온도에 장시간 두면 열을 뺏기면서 딱딱하게 변한다. 화학적 구조가 변형된다. 밥을 냉장고에 넣어 두면 시간이 지날수록 저항성 전분의 비중이 많아진다. 12시간 이상 보관하면 밥 속의 호화성 전분이 저항성 전분으로 바뀐다. 저항성 전분이란 소화효소에 저항하기에 붙여진 이름이다. 소장에서 소화·흡수되지 않고 대장으로 내려가 식이섬유와 비슷한 역할을 하기 때문이다. 대장 속 유익균의 먹이가 되어 장을 건강하게 해주며 식후 혈당 조절과 인슐린 감수성도 높인다.

저항성 전분은 입과 소장의 소화효소인 아밀라아제에 저항하여 분해, 흡수되지 않고 대장으로 내려간다. 칼로리가 1g당 2kcal이다. 탄수화물 식품의 절반이다. 수용성 식이섬유와 비슷한 역할을 한다. 존스홉킨스의대의 <당뇨환자를 위한 가이드라인>에도 저항성 전분이 많은 찬밥과 설익은 바나나 등을 추천한다. 식이섬유는 칼로리와 영양소는 없다. 소화는 안 되지만 장내 세균에 의해 분해되어 포만감을 주며 다양한 방식으로 건강에 유익하다. 프리바이오틱스^{식이섬유} 성분로서 장내 환경을 개선하고 지방을 태워서 체중을 줄인다.

Helpful
Tips

탄수화물 음식에 식초를 뿌려 먹으면 혈당지수가 감소한다. 식초가 전분에 들어있는 탄수화물 성분 자체를 없애지는 못하지만, 혈청의 인슐린 반응을 억제하는 것으로 보인다고 한다. 식초로 버무린 오이를 밥과 같이 먹어도 혈당지수가 35%까지 감소한다고 한다. 전분 음식의 온도가 낮아지면 저항성 전분이 생겨 혈당이 낮아진다. 저항성 전분이 생긴 초밥이나 감자에 식초를 뿌려 먹으면 혈당지수가 많이 감소한다. 탄수화물 식품을 먹을 때 인슐린 반응을 억제하기 위해서는 식전에 식초를 티스푼으로 2스푼 정도 먹는 것이 효과적이다.

곡물이나 과일을 1차 발효를 시키면 알코올이 만들어진다. 한번 더 발효시키면 식초가 된다. 판매되는 식초 중에는 알코올로 만드는 1차 발효를 안 하고 바로 2차 발효를 시켜서 속성으로 만드는 식초도 있다. 이런 식초는 '주정'과 '사과 과즙' '합성 착색료' 등이 들어가 있다. 이렇게 속성으로 만들어진 식초보다는 원재료명에 mother(초모)라고 적혀 있는 식초가 좋다. 초모는 과일의 섬유질에 들어 있는 펙틴이나 유익한 효소, 발효균 등이다. 유익한 성분을 걸러 내지 않아 바닥에 침전물이 보인다. 섬유질 성분인 초모가 포함된 것이 좋다. 주정이 들어 있지 않고 정제수와 사과 농축액 100%로 되어 있는 식초가 좋다.

채소과일식의 정석

06

장내 세균의 역할 : 면역과 비타민 생산의 열쇠

우리 장에는 백여 종류의 미생물이 몸의 세포 수와 비슷한 100조 마리가 넘게 살고 있다. 이들은 우리 몸의 필수적인 생체 활동을 수행하고 지원한다. 영양소의 합성과 대사활동을 돕고 면역세포의 방어 능력을 키워 감염 위험을 낮춘다. 환경 호르몬, 화학 첨가물 등 이물질을 처리해 몸 밖으로 배출한다. 적절한 염증 반응을 나타내며 체중 감량에 큰 도움을 준다. 호르몬과 몇 종류의 비타민을 생산한다. 행복 호르몬이라 불리는 세로토닌 생성 재료의 95%를 장내 세균이 만든다. 장은 제2의 뇌라고 불리듯 감정에 큰 영향을 줘 장이 건강하면 우울증 발병도 낮아진다. 건강한 삶을 위해서 건강한 장내 세균총은 매우 중요하다.

장내에 사는 100조 개의 미생물은 몸에 이로운 유익균과 해로운 유해균으로 나뉜다. 장내 세균은 장의 환경에 따라 성질이 자주 바뀌는 특성이 있으며 음식과 직접적인 연관이 있다. 가공하지 않은 자연 그대로의 채소·과일, 통곡물에는 질 좋은 식이섬유가 있다. 인류의 긴 역사 동안 먹어온 자연의 질 좋은 먹거리는 유익한 장내 세균에 익숙하다. 유익균의 활동이 증가하면 장벽이 건강해지고 면역력이 증대된다. 현대인들이 근래 많이 먹게 된 설탕, 액상과당과 가공식품 속 화학물질은 장내 유해균의 발생을 증가시킨다.

장내 세균의 먹이가 되는 섬유소는 인간의 소화효소가 분해할 수 없는 탄수화물이다. 몸에 흡수가 안 되기에 아무리 많이 먹어도 살이 찌지 않는다. 장내 미생물의 먹이가 되므로 건강한 몸에 꼭 필요한 성분이다. 식이섬유는 장 속 세균에 의해 발효되거나 생체 활성물질로 대사된다. 세계보건기구 WHO에서도 6번째 영양소로 인정하고 있다. 식물성 식품에만 있고 동물성 식품에는 없다. 가공식품 또는 음료에 화학물질로 만든 섬유소가 첨가될 수 있다. 식이섬유 음료수에는 포도당, 솔비톨, 구연산을 합성해 만든 폴리덱스트로스라는 합성 식이섬유가 들어가 있다.

유산균이나 비피더스균 등은 좋은 장내 세균이다. 유익하다고 밝혀진 한두 종류의 유산균 제재를 먹는 것보다 장내 생태계를 다양하게 만드는 것이 중요하나. 아직 밝혀지지 않은 유익균들도 많다. 전문가들도 백여 종류의 장내세균이 있으므로 다양한 종류의 식이섬유를 먹어 장내 환경을 건강하게 유지하는 것이 중요하다고 한다. 장내 세균이 다양해야 다양한 적들과 대항해 싸울 수 있기 때문이다. 단맛을 좋아하는 세균, 신맛을 좋아

채소과일식의 정석

하는 세균 등 다 다르기 때문이다. 시중에서 판매되는 유산균, 요구르트 등은 액상과당, 설탕 또는 인공감미료가 많다. 동물성 단백질, 설탕, 식용유 등도 유해균을 생산하므로 적게 먹어야 한다.

마이크로바이옴microbiome은 몸속에 살고 있는 장내 세균의 생태계이다. 섬유질이 풍부한 식단은 건강한 마이크로바이옴을 만들어 준다. 당뇨, 심장질환, 고혈압 같은 대사성 질환을 예방하는 효과도 크다. 정신 건강을 위해서도 장 마이크로바이옴은 매우 중요하다. 행복 호르몬이라 불리는 세로토닌이 대부분 장에서 만들어지기 때문이다. 세로토닌은 빛이 적어지는 밤에 멜라토닌으로 변환되기에 장이 건강해야 행복할 수도 숙면을 취할 수도 있다.

유산균 캡슐로는 장을 건강하게 만들 수 없다. 강력한 산성인 위산과 장내 여러 소화효소에 파괴되지 않고 대장까지 도달하기 힘들다. 우여곡절 끝에 도달해 활성화되었다 해도 하루 이상 살지 못한다. 생존한다 해도 건강한 식이섬유 먹이가 꾸준히 제공되어야 살아갈 수 있다. 유익균을 캡슐 형태로 아무리 먹어도 장 점막이 유해균으로 뒤덮여 있다면 생존하지 못한다. 그래서 유익균의 먹이가 되는 프리바이오틱스까지 같이 팔기도 한다.

프리바이오틱스prebiotics란 소화를 돕고 미네랄 흡수를 촉진시켜 면역력을 강화시키는 식이섬유를 말한다. 장내 유익균의 먹이가 되는 섬유소와 올리고당이 있다. 위산과 소장의 소화효소에 의해 분해되지 않는다. 시중에 팔리고 있는 차전자피가루 등 프리바이오틱스 식이섬유 캡슐은 큰 도움이 되지 않는다. 식이섬유의 유의미한 효과를 보려면 식단을 자연친화적으로 바꾸어야 한다. 공장음식과 육류 위주로 먹으면서 프리바이오틱스 캡슐, 또는 식이섬유가 들어간 기능성식품이나 음료 등을 추가한다고 장내 생태계가 쉽게 바뀌지 않는다. 유익균이 자리 잡고 살 수 있는 장내 환경이 먼저다.

대장 속에서 유익균이 장점막을 뒤덮고 살 수 있는 우세한 환경을 만들어 주어야 가능하다. 가공이 덜 된 음식과 채소·과일을 많이 먹어야 장내의 유익균이 우세할 수 있다. 유해균과 싸울 때 유익균의 식량을 지속적으로 공급할 수 있다. 유해균이 좋아하는 설탕, 식용유, 화학 첨가물 등이 지속적으로 공급된다면 득세할 수밖에 없다. 우리 몸은 장내 세균을 이용하여 외부의 수많은 균을 상대하게 한다. 장내 세균들은 생소한 적들이 침입하면 그들의 터전을 뺏기지 않기 위해 새로운 균들과 극심한 자리다툼을 한다.

장에는 면역세포의 70% 정도가 서식하고 있다. 하지만 면역세포는 비사기인 장내 세균을 공격하지 않는다. 세균이긴 하지만 우리 몸에 유익하다는 것을 알고 관용을 베풀기 때문이다. 이를 '면역관용'이라 한다. 심지어 그들을 먹여 살리는 식량까

채소과일식의 정석

지 제공하는 데는 이유가 있다. 세균총이 다양해야 다양한 병원체들을 상대하는 데 유리하기 때문이다. 그래서 비자기인 미생물을 도와주는 면역관용을 베푸는 것이다. 세균총이 다양하지 못해 외부 병원체와의 전투에서 지면 그들이 하던 일을 우리 스스로 방어해야 한다. 그러나 우리는 그 기능이 없어 여러 질환에 노출될 수밖에 없다.

근래 식생활이 많이 변해 설탕, 화학 첨가제, 가공 육류 등으로 공장에서 만든 음식이 주를 이루게 되었다. 이런 식품을 먹이로 먹고 만들어지는 장내 세균은 우리 면역세포에게 익숙하지 않다. 우리 몸은 이 새로운 장내 세균에 더 이상 관용을 베풀지 않고 공격한다. 잦은 항생제 사용은 장을 비롯해 몸속에 사는 무수히 많은 세균을 죽인다. 면역, 대사, 소화효소, 신경 전달에 관련된 좋은 미생물까지 모두 전멸된다. 병원성 세균을 죽일 뿐만 아니라 유익균까지 같이 몰살돼 장의 생태계가 무균 상태가 되어버린다. 무균이라면 깨끗할 것이라고 좋아할 수 있는데 그렇지 않다. 잘 회복되지 않고 감염의 위험성이 높아진다. 회복하려면 몇 달 시간이 걸린다.

건강한 삶과 생명 유지를 위해서는 건강한 장 마이크로바이옴
이 필수이다. 섬유질이 풍부한 식단은 당뇨, 고혈압, 심장질환
을 예방한다. 채소·과일 속의 풍부한 섬유소가 있기 때문이
다. 과일도 껍질째 먹어 장내 유익균들의 먹잇감을 꾸준히 공
급해야 한다. 몸에 유익하고 건강한 장내 세균들이 지속적으
로 번성할 수 있는 몸속 생태계를 가지고 있으면 건강에 유리
하다. 한두 종류의 유익한 프로바이오틱스 성분을 구입해 먹
기보다는 다양한 섬유질이 포함된 음식, 즉 가공 과정을 거치
지 않은 음식을 선택해야 한다. 다양한 장내 세균이 있어야 외
부의 많은 적들을 상대할 수 있다. 장 미생물 마이크로바이옴
이 깨지면 건강할 수 없다.

07

식이섬유의 진실 : 영양소는 없지만 중요한 이유

비정제 복합 탄수화물 식품은 몸을 건강하게 한다. 몸속 호르몬을 교란시키지 않아 심리적으로 안정감을 준다. 탄수화물 음식이 나쁜 것이 아니다. 자연 상태의 비정제 탄수화물 식품을 분리하고 가공해서 당질만 남긴 가공식품이 나쁘다. 채소·과일, 통곡물을 자연 상태로 먹으면 살이 찌지 않는다. 가공되지 않은 자연의 식품에는 식이섬유와 당질이 같이 들어있다. 영양소가 분리되지 않아 당질을 많이 먹으면 식이섬유도 많이 먹게 된다. 먹으면 먹을수록 몸을 건강하게 해준다. 비정제 복합 탄수화물 식품은 우리 몸이 원하는 음식이다. 2003년 세계보건기구 WHO도 1일 칼로리의 55~75%를 탄수화물로 섭취할 것을 권고한다.[10]

식품 첨가물이 없는 비정제 탄수화물은 몸속 호르몬과 신경전달물질을 교란하지 않는다. 에너지를 주고 물과 기체로 분해되는 청정 연료이다. 질 좋은 탄수화물은 건강뿐 아니라 정서적으로 편안함을 준다. 다이어트의 적이 탄수화물이라고 하는 것은 비정제 탄수화물과 정제·가공된 당질과 구분이 되지 않아 생긴 오해이다. 식이섬유가 갈려 나가고 영양성분이 파괴된 단순당 위주의 정제·가공된 식품을 먹으면 살이 찐다. 몸에 필요한 영양소가 비어있어 그렇다.

자연의 비정제 탄수화물은 종류도 다양하며 영양소 및 비영양소 성분을 모두 포함하고 있다. 식품 가공산업이 발달하면서 이 성분들이 분리되기 시작했다. 씹기 부담스러운 식이섬유는 빼버리고 당질에 맛을 내는 조미료와 향료를 넣어서 판매하게 되었다. 식이섬유가 빠진 식사를 계속하면 건강한 장을 만드는 유익균의 먹이를 공급해 줄 수가 없다. 식물성 섬유소를 먹이로 살아가는 장내 세균은 변비, 대사증후군 예방 등 소화기계뿐 아니라 호르몬을 만들어 마음의 건강에도 중요하다. 섬유질이 부족한 식사를 지속하면 장이 병든다. 장내 미생물의 수와 종류, 환경이 열악해진다. 유해균이 득세하면 질병에 취약해진다.

우리 몸은 자연 원물을 처리하도록 진화되었다. 화학물질에 버무려진 공장 음식을 오래 먹으면 병이 생긴다. MSG조미료, 인공감미료, 아스파탐, 인공색소, 향료 등의 화학 첨가물은 몸에 나쁠 뿐 아니라 정신적으로도 악영향을 준다. 과자가 우울증을 만든다는 연구 사례는 많다. 탄수화물 식품이라고 생각하는 가공식품들이 사실은 전분 성분보다 지방을 더 많이 갖고 있다.

도넛, 쿠키, 치즈와 토핑 듬뿍 올려진 피자와 갖가지 필링들로 가득 채워진 빵 등이다. 가공 과정에서 경화유에 튀기는 등 기름이 많이 들어가서 기름에 절여지게 된다.

탄수화물은 식이섬유, 녹말, 당질로 구성되어 있다. 디저트와 음료에 들어가는 정제 설탕, 사탕, 가당 음료 등에 들어있는 첨가당은 당질이다. 첨가당은 섬유소의 전부 또는 대부분이 제거된다. 우리 몸이 즉시 에너지로 사용할 수 있도록 빨리 분해된다. 에너지로 사용된 후 금세 소진된다. 이렇게 빨리 혈당을 제공하고 나서 바로 허기지게 만드는 당질 위주의 음식은 당 중독을 일으킬 수 있다. WHO에서도 이런 유리당free sugar의 하루 섭취량을 5~10작은술로 권고한다. 채소·과일에 포함된 당은 유리당으로 구분하지 않는다. 식이섬유가 같이 들어있기 때문이다.

좋은 탄수화물과 나쁜 탄수화물을 구별하는 중요한 포인트는 섭취 후 혈당을 얼마나 빠르게 올리는가에 있다. 빠르게 올린다는 말은 빠르게 내린다는 뜻이다. 먹고 나서 얼마 지나지 않아 배가 또 고파져서 뭔가 달달한 것을 찾게 된다. 정제 탄수화물은 혈당이 급격히 오르내려서 빨리 허기진다. 전형적인 당 중독의 악순환을 일으키는 원인이다. 특정한 음식에 입맛을 고착시켜 당 중독을 만든다. 비정제된 탄수화물을 먹으면 혈당을 천천히 올려 좋은 에너지원이 된다. 노폐물을 남기지 않는 청정 에너지원이 된다.

비정제 탄수화물 식품 속의 섬유질은 식물의 세포벽 주성분이라 딱딱하고 질겨서 씹기 힘들다. 오래 씹어야 삼킬 수 있다. 자극적인 맛이 없어 빼버린다. 대신 맛이 나는 식품 첨가물들을 넣는다. 밀과 옥수수도 가루로 내기 전 알갱이가 있는 상태로 먹으면 식이섬유 성분도 같이 먹어 건강한 음식이다. 밀가루와 옥수수가루로 분쇄하면 섬유소를 비롯한 영양성분이 사라진다. 옥수수를 가공해 만든 고과당 액상시럽 콘시럽은 간으로 가 지방간을 쉽게 만들고 인슐린 분비도 촉진시켜 췌장에 부담을 준다.

모든 탄수화물 식품을 정제·가공된 공장 음식과 동일시해 탄수화물 음식은 살찌는 음식이라 하는 것은 오해다. 채소·과일, 통곡물 등과 같은 비정제 탄수화물은 인간에게 에너지를 공급하고 대사를 원활하게 한다. 독소를 배출해 주는 이상적인 식품이다. 불과 50여 년 전만 하더라도 비만이 지금처럼 큰 문제가 아니어서 비만 관련 통계도 찾기 힘들다. 흰쌀밥을 먹고 정제·가공된 국수, 수제비 등을 먹었지만 비만과 당뇨병이 큰 사회적 문제는 아니었다. 차이가 있다면 가당 음료를 비롯한 가공식품을 지금보다는 훨씬 적게 먹었다는 것이다.

채소과일식의 정석

몸을 구성하는 3대 거대 영양소는 탄수화물, 단백질, 지방이다. 고분자 화합물로 성분 단위가 크고 몸을 구성하는 주축이 되기에 거대 영양소라 부른다. 나머지 5대 영양소는 비타민, 미네랄, 항산화 성분, 섬유질, 물까지 인체를 구성하는 8대 영양소이다. 3대 영양소인 탄수화물, 지방, 단백질은 에너지원으로 칼로리를 낸다. 미량 영양소인 비타민, 미네랄, 식이섬유는 칼로리는 없지만 3대 영양소를 태운다. 생명유지와 에너지대사에 촉매역할을 한다.

탄수화물과 지방은 둘 다 에너지원이긴 하지만 탄수화물은 뇌의 유일한 에너지원이다. 물론 탄수화물의 공급이 완전히 끊기면 지방에서 케톤체를 사용하지만 특별한 상황이다. 뇌의 이런 특성으로 몸은 혈액 속 포도당 농도를 항상 일정 수준으로 유지하려 노력한다. 그러나 저장공간은 턱없이 부족해 간과 근육에 글리코겐의 형태로 1kg 안 되는 양을 저장한다. 하루 이틀 단식하면 저장량이 바닥난다. 글리코겐 저장고를 가득 채우고도 계속 당이 들어오면 몸은 중성지방으로 저장한다. 단순당 위주의 정제 탄수화물 식품은 지방으로 빠르게 저장된다.

비정제 복합탄수화물식품은 건강한 몸과 마음을 위한 좋은 선택이다. 식이섬유가 몸을 건강하게 해주기 때문이다. 합성첨가물이 들어 있지 않아 몸속의 호르몬을 교란시키지 않는다. 장미생물 생태계를 건강하게 유지시킨다. 장을 건강하게 만들어

건강하고 행복한 생활의 바탕이 된다. 비정제 복합탄수화물과
정제가공된 당질 위주의 단순당을 잘 구별하여 건강을 지켜야
한다.

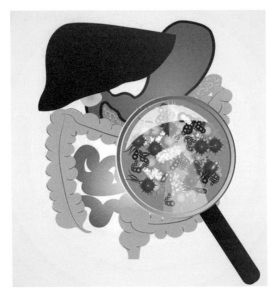

장 마이크로 바이옴

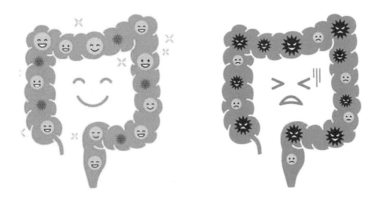

유익균으로 안정된 장내 환경, 유해균으로 균형이 깨진 장내 환경

채소과일식의 정석

누구나 에너지로 가득 찬 활력 있는 삶을 원한다. 영양과 즐거움을 위하여 음식(연료)을 섭취하며 여기에 휴식이 더해지면 에너지 넘치는 삶이 완성된다. 그런 의미에서 자연에서 온 음식, 비정제 탄수화물은 좋은 선택이다. 부피는 크고 칼로리 밀도는 낮아 포만감을 주며 살이 찌지 않는 건강한 식품이다. 유기 미네랄이 듬뿍 든 최고의 수분과 섬유질이 많은 좋은 식품이다. 비정제 탄수화물은 3대 영양소 외에도 식이섬유를 가지고 있다. 식이섬유는 면역 시스템과 내분비 물질을 안정시키는 호르몬 생산을 돕는다. 면역기능의 70% 이상이 장에 있으며 건강한 장 마이크로바이옴은 몸과 정신의 건강도 만들어 주기 때문이다.

08

수분 많은 식품 : 림프 시스템의 디톡스 비밀

우리 몸은 구석까지 뻗어있는 모세혈관을 통해 영양을 공급받는다. 혈액은 심장에서 동맥을 거쳐 모세혈관에 도착한다. 모세혈관과 세포 사이에 물 산소, 포도당 등 물질교환이 이루어진다. 이후 혈액은 정맥을 통해 심장으로 되돌아간다. 정맥 속으로 미처 빠져나가지 못한 세포 사이의 혈장이나 단백질, 노폐물, 병원체 등을 림프액이 수거해 정맥으로 되돌려 보낸다. 림프액은 몸의 조직에서 바이러스나 세균, 노폐물을 수거해 정맥으로 돌려보내는 역할을 한다. 병원체나 독소를 제거하는 면역학적인 방어 기능이다. 소장에서 흡수한 지질을 운반하는 소화 기능도 있다.

혈액은 심장에서 펌프질한 압력으로 몸속 구석구석 피를 보낸다. 반면 림프계는 중앙 펌프 장치가 없다. 림프는 몸의 움직임을 따라서 이동하므로 움직임이 많은 곳에 림프샘이 모여있다. 혈액과 달리 한쪽 방향으로 흐르는 일방통행을 한다. 작은 림프관과 큰 림프관의 연결부위에 림프샘이 있으며 온몸에

500개 정도 있다. 모세 림프관에서 시작하여 점차 굵어져 가슴 림프관이 되어 정맥과 합류한다. 림프관을 통해 흘러가지만 세포나 조직 속으로 흘러나와 병원체, 노폐물 등을 수거해 다시 정맥 속으로 돌려보내는 형태의 열린 순환을 한다.

림프계는 림프관, 림프액, 림프구임파구, 림프샘임파선·림프주머니과 다른 림프 기관들로 구성되어 있는 순환계이다. 림프관은 림프가 흐르는 관이며, 림프액은 무색투명한 액체로 혈액의 3배 정도의 양이 된다. 혈액의 구성 물질인 혈장과 비슷하다. 림프액 속에는 NK세포, T세포, B세포 등의 면역세포가 면역반응에 직접 작용한다. 항체를 생성하는 B림프구와 면역을 조절하는 T림프구와 백혈구, 대식세포, 수지상 세포 등은 몸의 방어기능인 면역기능을 담당한다. 림프 시스템은 면역세포의 집합소이다.

림프는 골격근의 수축 등에 의한 압력으로 순환한다. 일방통행을 하며 흐름이 느리고 저류되기 쉽다. 근육의 움직임을 따라 흐르므로 복식 호흡, 운동이 도움된다. 배와 가슴 사이를 분리하는 횡격막을 움직이는 깊은 호흡도 림프 순환에 도움이 된다. 요가, 스트레칭, 운동 등으로 몸을 움직이면 림프 순환에 도움 된다. 림프 순환이 제대로 되지 않으면 붓기로 나타난다. 몸의 독소가 잘 빠져나가지 않으면 피부가 맑지 않고 칙칙해진다. 면역력이 떨어져 없던 알레르기도 생기고 쉽게 질병에 걸릴 수 있다. 독소와 노폐물 배출이 제대로 되지 않기 때문이다.

림프, 피부, 경락 마사지를 통해 림프 순환을 도와주면 독소 배출이 된다. 림프가 부었다는 것은 몸에서 처리해야 할 독소와 노폐물이 쌓였다는 뜻이다. 약으로 해결하기보다는 식생활을 우선으로 개선해야 한다. 청소부인 림프액 순환이 잘되려면 노폐물과 찌꺼기를 많이 남기는 화학 첨가물이 들어가 있는 가공 음식을 먹지 않아야 한다. 깨끗하고 수분 많은 채소 과일 위주의 식생활로 개선하면 된다. 수분이 부족하면 혈액과 림프 기능 모두 떨어지므로 충분한 물과 운동도 필요하다. 림프 순환이 원활치 않으면 몸의 면역력이 떨어져 외부 병원균이 침입하면 제대로 대처할 수가 없다.

혈관의 총길이는 10만 km가 넘는다. 약 5.6리터의 피가 심장의 펌프 운동을 통해서 온몸을 순환한다. 체순환에 1분 걸리며 생각과 달리 빠른 속도로 콸콸 흐른다. 혈액 순환이 잘 안 되면 영양소와 산소를 제대로 몸의 세포로 전달하지 못한다. 물이 부족하면 혈액과 림프액이 끈적해져 순환이 잘 안 된다. 점도가 높아지면 혈관에 상처가 생기기 쉽다.

림프는 독소 배출뿐 아니라 소화에 관련된 일도 하는데 지방산과 지용성 비타민을 운반한다. 림프 순환이 막히면 지용성 비타민인 A, D, E, K는 전달이 안 되므로 에너지가 떨어진다. 건강한 삶을 위해서는 혈액 순환도 중요하지만 독소와 노폐물 청소부인 림프 순환도 중요하다.

림프샘에 독소가 배출되는 속도보다 쌓이는 속도가 더 빠르면 림프샘이 부풀어 오른다. 림프샘은 머리, 목, 귀뒤, 쇄골, 겨드랑이, 서혜부 등에 많이 있다. 50~60%는 목 주위에 있다. 이는 눈, 코, 입을 통하여 침투하는 외부 바이러스를 집중적으로 방어하기 위해서다. 림프구는 세균, 바이러스, 암세포 등 몸속 침입자를 찾아 림프샘으로 보내 가둬놓는다. 독성 물질들을 처리하기에 임파선은 폐기물 처리장소라 할 수 있다.

체내에 들어오는 합성 화학물질은 쉽게 소화·흡수 되지 않는다. 가공식품의 첨가물, 세정제, 포장용기 등 플라스틱을 통한 환경 호르몬 등이 있다. 쉽게 파괴되지 않고 배출이 어렵다. 림프샘에서는 이런 독성물질의 영향으로 세포가 쉽게 변형된다.

림프계는 조직액인 림프를 운반하지만 혈액 순환계와 달리 열린계이다. 모세혈관에서 빠져나온 조직액이 세포와 조직 사이에 영양을 공급하고 정맥으로 다시 흡수된다. 림프모세관으로 모여 림프액이 된다. 림프는 온몸을 순환하면서 세포와 조직에 있는 독성 노폐물을 수거하여 정맥 혈관에 버린다. 정맥은 이후 배출 기관으로 이동시켜 몸 밖으로 배출된다. 몸속 청소부인 림프 순환에 막힘이 없게 해야 한다.

Helpful
Tips

림프 시스템 회복은 음식과 건강한 생활 습관으로 교정할 수 있다. 요가, 스트레칭, 운동, 걷기, 깊은 복식 호흡 등이 림프 순환에 도움 된다. 목 주위, 겨드랑이, 서혜부 등에 많이 분포되어 있는 림프샘 마사지도 좋다. 세게 누르지 않아도 효과를 볼 수 있다. 몸속 청소가 잘되어 붓기도 사라지고 피로도 회복된다. 봄에 꼭 끼는 옷이나 신발 등도 좋지 않다. 잘 때는 헐렁한 옷을 입어야 한다. 아침에 미지근한 물 한 잔을 마시고 수분이 많이 들어있는 과일을 많이 먹어주면 좋다. 순수한 원물 위주의 식단으로 바꾸면 독소 배출이 잘 되어 대사가 원활해지고 몸속부터 건강해진다.

채소과일식의 정석

09

자연 치유 : 햇빛, 노샴푸, 냉온욕의 효과

    몸에는 독소와 노폐물 배출을 담당하는 해독기관이 있는데 간, 대장, 신장, 폐, 그리고 피부이다. 신장은 혈액의 독성 노폐물을 걸러서 몸 밖으로 배출시킨다. 피부는 땀샘_{한선}과 모공을 통하여 땀과 죽은 세포, 노폐물 등을 배출한다. 피부에 화학성분을 바르지 않고 햇빛에 노출시키는 것은 독소 배출과 다이어트에 꼭 필요하다. 샴푸 속의 화학 계면활성제 성분은 기름때뿐 아니라 두피세포의 지방막을 녹아내리게 해 두피를 점점 얇게 만든다. 냉온수를 번갈아 냉온욕을 하면 모세 혈관의 수축과 이완이 반복된다. 독소와 노폐물 배출이 쉬워지고 혈관이 튼튼해져 심혈관 질환을 예방한다. 독소 배출을 신장이나 간에만 맡겨두지 말고 피부를 통해 배출해 주면 좋다.

    피부는 인체의 장기 중 가장 넓은 면적을 갖고 있다. 외부의 미생물 침투를 방어하며 몸을 보호한다. 땀 분비와 혈관수축을 통해 체온을 조절한다. 추우면 몸을 웅크려 체표면을 적게 해 몸을 떨어 열을 낸다. 더우면 땀을 배출해서 체온을 조절한다.

피부는 수분과 염분 유출을 방지하며 비타민D를 합성한다. 피부의 색깔, 건조함, 윤기 등으로 건강 상태를 알 수 있다. 피부는 몸속 내장의 상태를 비춰주는 거울이다. 피부질환의 경우 원인은 몸속에 있는 경우가 많다. 내부 독소가 간의 해독량을 넘어서게 되면 피부를 통해 배출된다. 이것이 피부질환의 큰 부분을 차지한다.

땀샘을 통해서 땀을 분비한다. 모공에서는 피지와 노폐가스가 흘러나온다. 인체는 피부에 있는 땀과 피지를 통하여 배설 작용을 한다. 땀구멍을 통해서 피부 호흡을 한다. 땀은 다량의 수분 외에도 소금, 지방, 요소, 비타민C 등의 성분이 있다. 피부에 털이 자라는 모공은 피지선기름샘과도 연결되어 있다. 피지는 모낭 내에 있는 털을 둘러싸고 올라와 털의 둘레를 기름 성분으로 감싼다. 주된 성분은 콜레스테롤, 지방산 등이다. 일부 지방 성분은 모낭벽을 따라 피부 표면에 퍼져 피부를 촉촉하게 만들며 보호한다. 털과 피부에 기름칠을 해 몸을 보호하고 피부가 건조해지지 않게 한다. 공기나 물이 통과하지 못하도록 한다.

비타민D는 비타민이기도 하지만 몸속에서 호르몬의 역할도 한다. 인체 대사에 중요하다. 비타민D를 생성하는 가장 좋은 방법은 태양 빛에 피부를 적당 시간 노출하는 것이다. 건강한 피부는 독소 배출을 돕고 비타민D를 만들며 몸속의 생리기능을

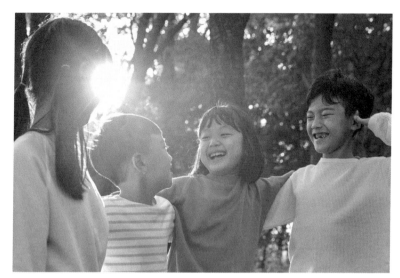
비타민 D를 생성하는 햇볕

활성화한다. 햇볕은 항균 기능을 높이고 외부 병원체나 이물질을 제거하는 대식세포의 능력을 활성화시킨다. 건강한 삶을 유지하는 데는 좋은 식생활뿐 아니라 햇볕과 신선한 공기도 중요하다. 태양 빛이 부족하면 대사증후군을 비롯한 우울증, 알레르기 질환과 암 발생 위험도 증가한다는 연구도 있다.

햇볕을 차단하기 위해서는 가능한 화학제품선스크린을 사용하지 않는 것이 좋다. 모자나 양산 등 물리적 방법을 이용하는 것이 좋다. 우리나라의 경우 가능하면 자외선 AUVA가 많은 오전과 낮 시간대 하루 20분 내외, 주 3회 자외선 차단제를 바르지 않은 상태에서 머리, 목, 팔 등을 햇볕에 노출시키는 것이 제일 좋다. 노출시간은 절대적이지 않고 사람마다 다르다. 피부색이 짙을수록 햇볕의 투과력이 떨어진다. 더 긴 시간 노출시켜 주어야 같은 효과를 얻을 수 있다. 햇빛에 긴 시간 쪼이면 검게 그을리는데 이는 피부가 스스로 보호하려는 반응이므로 그을리지는 않게 하면 된다.

피부에 화학제품을 듬뿍 바르는 것은 좋은 방법이 아니다. 땀샘과 피지선을 막아 피부호흡과 노폐물 배출을 막기 때문이다. 자외선 차단제는 화학성분이며 원유 정제과정의 부산물로 만든다. 비타민C는 피부밑 진피조직의 콜라겐을 만드는 조효소이므로 신선하고 양질의 과일을 먹으면 피부를 탄탄하게 만들어 줄 수 있다.

두피를 포함한 피부는 외부 이물질의 침입과 내부의 수분증발을 방지하는 기능이 있다. 샴푸에 들어있는 유화제인 합성계면활성제는 이 방어막을 일순간에 무너뜨린다. 합성계면활성제가 두피 세포의 보습인자와 인지질을 용해시키면 건조해지고 머리카락은 가느다란 솜털같이 된다. 건강한 피부는 왕성한 새생력을 갖고 있다. 설사 방어막이 무너져도 3~4일이 지나면 회복된다. 그러나 매일같이 샴푸의 유해한 합성 계면활성제 성분이 들어오면 재생에 걸리는 시간을 확보할 수 없어 두피방어막이 점점 약해진다.

건강한 모발은 진피 아래쪽까지 뿌리를 뻗어야 한다. 두피가 얇아지면 튼튼하고 긴 모발로 자랄 수 있다. 피하조직 밑에는 단단한 두개골이 있어 모근이 깊게 뿌리를 내릴 수 없기 때문이다. 두피는 손·발바닥처럼 피부가 두껍지 않다. 가장 얇은 눈꺼풀만큼은 아니지만 얇은 편이다.『물로만 머리 감기 놀라운 기적』의 저자 우츠기 류이치는 성형외과 의사이다. 직업상 두피를 절개할 경우가 많은데 어떤 환자들은 눈을 의심할 정도로 얇은 두피를 가진 사람들도 있었다 한다. 정상인 두피의 반 정도로 얇은 두피를 가진 사람들은 대부분 하루 2번 이상 매우 빈번한 샴푸질과 많은 양의 샴푸로 긴시간 샴푸액에 노출되는 경우가 많았다 한다.

모발은 피지샘에서 분비된 기름 성분이 타고 올라와 모발과 두피를 코팅한다. 모발과 두피에 어느 정도 기름기가 있는 것이 정상이다. 샴푸를 하면 합성 계면활성제에 의해 피지와 방어막이 일순간에 제거된다. 그러면 두피는 또 피지를 만들어 모발을 코팅한다. 부족해진 피지를 보충하기 위해 점점 더 큰 사이즈의 피지샘으로 발달한다. 과량의 피지는 기름 성분이 많아 쉽게 산화되어 나쁜 냄새가 나며 두피염증이 생긴다. 더 큰 문제는 모근이 모세혈관으로부터 영양을 공급받아 자라야 하는데 비대해진 피지샘으로 영양 공급이 다 이루어진다. 정작 머리카락은 영양 부족에 시달리게 된다.

몸이 피곤하거나 스트레스 받을 때 따뜻한 물에 몸을 담그고

목욕하면 긴장이 풀어진다. 혈액과 림프 순환이 촉진되어 신진대사가 활성화된다. 사우나도 같은 효과가 있어 사우나와 온욕의 건강 증진 효과에 관해서 많은 연구와 논문이 있다. 온수에서는 몸이 이완되면서 모세혈관이 늘어나고 부드러워진다. 피의 흐름이 수월해져 혈관 벽에 달라붙었던 찌꺼기가 떨어져 나온다. 찬물에 들어가면 이완되었던 혈관이 수축하면서 피의 흐름이 빨라져 찌꺼기가 배출된다. 냉탕과 온탕을 오가며 냉온욕을 하면 혈관이 수축과 이원을 통해서 탄력이 좋아진다. 심혈관계 질환을 예방하며 혈액 순환이 잘되어 피부도 좋아지며 두통, 편두통도 사라진다.

냉수와 온수를 번갈아 냉온욕을 하면 자연치유력이 회복된다.

신체의 독소와 노폐물이 피부를 통해 빨리 빠져나간다. 뜨거운 물로 온욕만 하는 경우는 피부의 모세혈관이 수축되지 않고 계속 이완되어 순환기에 무리를 준다. 땀 배출이 많아져 노폐물과 함께 수분, 염분, 비타민C가 빠져나간다. 온수욕 후에는 비타민C와 전해질을 보충해 주어야 한다. 냉수는 교감신경을 항진시키고 온수는 부교감신경을 항진시킨다. 자율신경의 균형을 맞추고 항상성 유지에 큰 도움이 된다. 냉온욕은 모세혈관이 많은 피부에 좋다. 모세혈관의 긴장과 수축으로 혈액 순환에 좋아 심혈관계 질환을 예방하며 면역력도 향상시킨다.

냉온욕 방법은 냉탕에 1분, 온탕에 1분씩 번갈아 가며 몸을 담근다. 냉탕에서 시작해서 냉탕으로 끝낸다. 1분은 체순환하는

데 걸리는 시간이다. 냉탕부터 시작하는 이유는 땀과 함께 전해질이 빠져나가는 것을 막기 위해서다. 피부를 수축시켜 외부온도가 피부 속까지 전달되지 못하게 막는다. 냉탕은 14~16℃, 온탕은 41~43℃ 정도가 좋다. 온도 차이는 25℃ 정도면 된다. 순서는 냉탕으로 시작하는 냉-온-냉-온-냉-온-냉 7회가 일반적이다. 횟수는 5번, 7번, 9번, 11번 홀수로 끝내는 게 좋다. 냉온욕을 처음 시작하는 사람은 약 1주일 정도의 적응 기간이 필요하다. 적응되면 횟수를 늘린다.

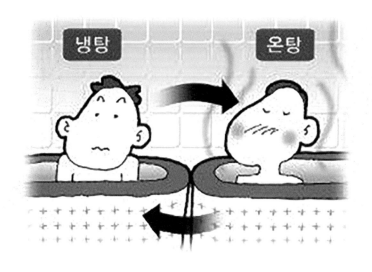

* 이미지 출처 – 부산일보
(https://www.busan.com/view/busan/view.php?code=20040216000095)

집에서는 샤워기를 이용해도 된다. 피부밑 모세혈관을 튼튼하게 만들고 혈류를 좋게 하기 위한 목적이므로 샤워기로도 가능하다. 냉수와 온수 샤워를 1분씩 번갈아 한다. 횟수는 5회, 7회, 9회, 11회 등 홀수로 한다. 심장에서 먼 발부터 시작해서 무릎, 허벅지 상체 등의 순서로 서서히 올라가면서 물을 끼얹는다. 두피도 같이 마사지해 주면 좋다. 단 얼굴 피부는 예민하므로 잦은 자극은 건조하게 만든다.

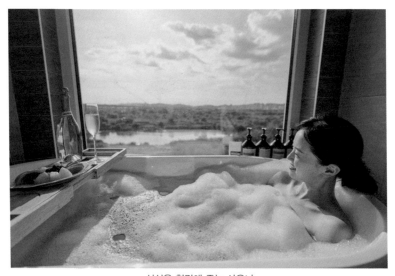
심신을 힐링해 주는 사우나

채소과일식의 정석

온라인에는 햇빛 차단제를 바르지 않은 외국인들의 급격한 피부노화가 영상으로 떠돌고 있다. 특히 운전할 때 햇볕을 안 쪼인 쪽과 반대쪽의 급격한 차이가 충격적이다. 눈이 부셔서 선글라스를 써야 한다거나 피부가 예민한 경우도 있겠지만, 우리나라의 위도에서 몇십 분의 태양빛 노출은 피부를 건강하게 해준다. 독소 배출을 내장 기관에만 맡겨두면 안 된다. 환경오염과 식품 첨가물로 생성되는 독소를 간과 신장을 통해 중화시키려면 힘들다. 인체의 가장 넓은 면적인 피부의 땀샘과 피지선을 통해 배출을 도와주자.

필자는 선스크린을 쓰지 않은 지 3년이 넘었다. 일광 노화로 인한 주름이나 기미 등이 선스크린을 사용했을 때와 별 차이가 없다. 서울뿐 아니라 등산을 갈 때도 쓰지 않는다. 채소·과일의 비타민C는 피부밑을 지지해 주는 콜라겐을 만드는 조효소로 작용하므로 과일을 먹어주면 피부밑 콜라겐층이 힘이 생긴다. 냉온욕을 하고 가면 피부 좋다는 말은 수시로 듣는다. 냉온욕을 일주일에 한 번 4~5회 정도만 해봐도 피부 좋아졌다는 얘기를 꼭 듣는다.

몸이 릴렉스 되지 않은 상태에서 피부에 영양성분을 발라 좋아지는 피부와 달리 냉온욕으로 좋아지는 피부는 정말 건강하고 만족스럽다. 냉온욕을 처음 시도할 때는 몸이 피곤하다. 그 자체만으로도 몸살이 날 정도다. 가능하면 냉온탕 횟수를 13

회 이상은 넘기지 않는 것이 좋다. 근골격계를 움직이는 활동
은 아니지만 순환계와 인체 내부 기관이 활동하는 신진대사가
활발해지므로 운동 못지않은 효과가 있다. 일주일에 한 번 정
도 하면 좋고, 적응되면 자주 해도 좋다.

옛 그림을 통해 본 미인들의 머릿결은 윤기 있고 흠치르르한
머릿결이다. 현대의 샴푸 광고, 바람에 날리는 머리카락은 상
당히 건조한 상태라고 봐야 한다. 린스, 컨디셔너 등의 보습
제가 있지만 두피에 접촉하진 않고 사용해야 하는 등 꽤 복잡
하다. 노샴푸도 1년을 실천했지만, 지금은 한 번은 물로 한 번
은 샴푸바를 사용한다. 노샴푸만 하지 않는 이유는 머리카락
에 힘이 생기긴 하는데 스타일링이 잘 안되기 때문이었다. 애
써 모양을 만들어도 계속 유지되지가 않았다. 샴푸도 비누 모
양의 샴푸바를 사용한다. 플라스틱 통은 환경에 유해한 잔류
성 오염 물질이기 때문이다.

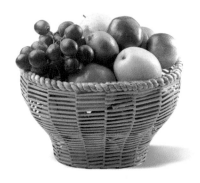

채소과일식의 정석

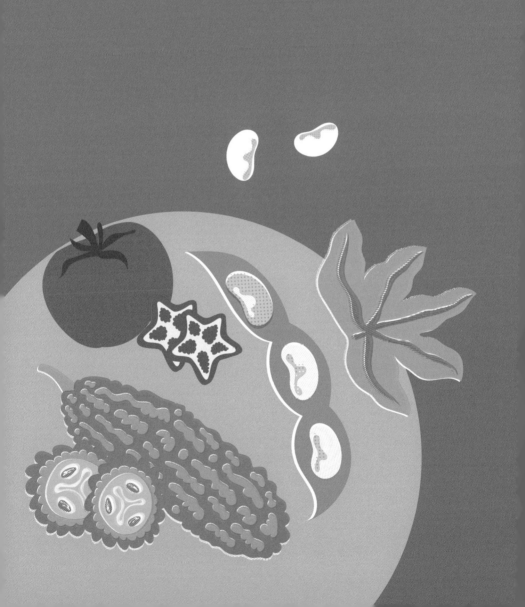

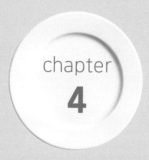

가공식품의 함정

– 건강을 위협하는
숨겨진 적들

비만의 역설 : 열량은 그대로, 체중은 증가한 이유

인류의 조상은 기근에 시달려 왔다. 먹을 수 있는 기회가 생길 때 포만감을 느낄 때까지 먹도록 진화하였다. 수렵·채집 시기에는 획득한 식량을 보관해 둘 수 없었다. 몸 안에 지방으로 저장해 두는 것이 생존에 유리한 전략이었다. 지방으로 저장을 잘한 사람은 실제 기근이 왔을 때 생존 확률도 높고 자손도 남길 수 있었다. 유전자의 변화가 일어나려면 최소 2만 년 이상의 시간이 걸린다고 한다. 대략 1만 년 전의 시기가 농경이 시작된 신석기 시대이다. 우리 몸의 DNA는 신석기나 그전인 구석기 시대와 별반 차이가 없다고 보아야 한다.

오랜 세월 진화를 거듭해 만들어진 우리 몸은 굶주림에 견딜 수 있게 만들어졌다. 기근이 거의 사라진 지금의 시기에는 맞지 않는다는 문제가 있다. 우리는 배가 부를 때까지 먹도록 진화해 왔기에 먹을 것을 제한하는 다이어트는 성공하기 어렵다. 허기진 몸이 음식을 거부하지 못하는 건 당연하다. 몸의 생물학적 기전에 정면으로 배치되는 전략이다. 목표를 이루기 위해서는 내 몸과 싸워야 한다는 아이러니가 있다. 힘들게 하는 다이어트

채소과일식의 정석

보다 내 몸을 조금 더 이해하면 싸우지 않고 평화롭게 살도 빼며 건강해질 수 있다.

원물을 변형시켜 먹으면 비만해질 수밖에 없다. 비만은 그 자체로 코드도 있는 질병이며 여러 만성질환의 원인이 된다. 정제·가공되어 거의 씹을 필요 없이 많이 먹을 수 있는 가공식품 위주의 식생활이 비극의 시작이다. 활동량을 줄이는 생활 환경도 한 몫 한다. 몸을 이동 할 때도 기계장치에 의존한다. 앉아서 근무하는 환경 등으로 활동량이 부족할 수밖에 없다. 수렵·채집 시대의 조상들은 이동과 활동 운동의 구분이 없었을 것이다. 이동이 활동이며 운동이어서 엄청난 활동량을 소화했을 것이다. 유전자는 그런 시대에 최적화되어 진화되어 왔다.

슈퍼마켓에 발을 들여놓은 순간 우리가 무엇을 살지는 이미 결정된다고 한다. 대형 식품업체의 화려한 색깔과 디자인으로 무장한 가공식품들이 소비자의 눈길을 끈다. 반값 할인, 1+1 행사, 포인트 두 배 적립 등 공격적이고 요란한 마케팅으로 소비자가 생각지도 않았던 물건을 구매할 수 있게 만든다. 먹거리를 어디에서 사는가가 중요하다는 증거가 점점 더 늘어나고 있다고 한다. 채소·과일을 팔지 못하는 규모가 작은 마트는 건강에 좋지 않다. 대용량으로 판매하는 대형 슈퍼마켓도 과소비를 유도하므로 소비자의 건강에 나쁘다. 번들 상품이나 대용량 패키지로 판매를 유도하기에 소비자의 비만율이 높다고 한다.

대형마트에서는 신선식품보다는 가공식품과 초가공식품 판촉 행사를 훨씬 더 많이 한다. 채소·과일 등 신선식품은 보관도 까다롭고 유통기한도 짧다. 초가공식품과 가공식품은 방부제가 들어가 있어 긴 유통기한 덕분에 손실은 적고 수익은 높은 효자 상품이다. 유력한 매체나 영양학지 등에서는 질병과 노화를 막아준다는 슈퍼 푸드가 수시로 등장한다. 사람들은 항상 새로운 것에 대한 기대가 있기에 대중의 관심을 받는다. 슈퍼 푸드와 같은 프리미엄 건강식품에 대한 급격한 수요는 좀 위험한 면이 있다. 농산물일 경우 수요가 폭발적으로 증가하더라도 공급을 신축적으로 늘릴 수가 없다는 특성 때문이다.

2000년대 초기 10년 동안 석류제품의 인기는 어마어마했다. 항산화식품의 대표주자로 전 세계적으로 많은 수요가 있었다. 문제는 석류 생산이 그 수요를 감당할 수가 없었다는 데 있다. 석류나무에서 석류가 열리기까지는 8년이 걸린다. 그 많은 100% 석류 주스 수요를 감당할 수가 없다. 농산불의 경우 수요와 공급의 불균형은 언제든 식품 사기에 연류될 수 있다고 한다. 식품 유행과 사기는 밀접하게 엮여 있다고 영국 벨파스트 퀸즈 대학교QUB의 글로벌 식량안보연구소의 설립자인 크리스토퍼 엘리엇Christopher Elliott 교수가 말했다.

채소과일식의 정석

최근에는 클린 이팅clean eating최대한 자연 유래의 식재료만 사용의 유행에 힘입어 코코넛 기름을 포함한 코코넛 제품이 인기를 끌고 있다. 포화 지방산이라 배척받던 코코넛 오일이 질 좋은 자연 유래 식재료로 각광받게 되었다. 코코넛 야자수는 열매 맺기까지 석류보다 더 긴 10년이 걸린다. 코코넛 오일이 몸에 좋은지 나쁜지에 대해서는 아직도 학자들의 의견이 분분하다. 인기를 끈 유행 식품들이 대부분 마케팅에 거금을 쏟아붓고 식품 업계의 전문가들에게 홍보를 위탁한 것이라는 사실을 메리언 네슬레Marian Nestle는 폭로했다.

타임지에 등장한 새로 소개된 슈퍼 푸드나 유행의 최첨단에 있는 핫한 음식이 우리의 건강을 지켜주는 것이 아니다. 진기한 재료로 만들어졌거나 멀리서 공수해 온 비싼 음식이 영양이 가득한 것도 아니다. 조리 시간이 길면 길수록 원물의 영양소는 파괴된다. 특히 고온의 기름에서 튀기면 벤조피렌이나 아크릴아마이드 같은 발암물질이 생긴다. 자연의 원물을 분리해서 먹는 현대인들은 몸에 탈이 날 수밖에 없다. 전통시장, 로컬 마트에서 나오는 신선한 식재료 또는 깨끗한 들판에서 자라는 돌나물, 냉이, 씀바귀 한 뿌리가 최고의 유기농 식재료이며 몸에도 좋다. 하지만 이런 새로울 것 하나 없는 얘기에는 관심이 없다.

오늘날 우리가 음식을 구입하고 먹는 방식은 불과 50여 년 전과 너무 많이 달라졌다. 쉼 없이 마셔대는 가당 음료수가 그렇고 간식을 포함한 식사 횟수도 늘었다. 한때는 주식인 아침, 점심, 저녁 외에 간식을 먹으면 안 된다는 사회적 분위기가 있었다. 그랬다 한들 지금은 옛날이야기가 되어버렸다. 어린아이에게 허용되었던 간식이 지금은 성인들에게도 자연스럽다. 간식의 양과 내용은 많이 바뀌었다. 보관해 두고 먹기 좋은 가공식품이 대부분이다. 세일 행사 때마다 대용량으로 구비해 두고 조금씩 소비한다. 보존제가 들어간 초가공식품을 장기간에 걸쳐서 먹는 것은 몸에 나쁘다.

간식의 상품명은 다르지만 원료는 대부분 밀가루와 옥수수가루로 과자와 별반 다를 바 없다. 간식을 안 먹는다기보다는 건강 간식이 죄책감을 좀 덜 수 있는 방편으로 채택된다. 그렇다 하더라도 당 함량 등 별 차이는 없다. 저당 또는 무당sugar free 식품에 들어가는 인공감미료는 혈당은 높이지 않아도 인슐린 지수는 올린다. 인슐린 호르몬이 지방을 저장하므로 저당 제품을 선택해도 달라지는 건 없다. 2023년 세계보건기구WHO는 300건에 가까운 연구 결과를 김토한 결과 대체당을 장기적으로 섭취하면 체중 감량이 안 될 뿐 아니라 당뇨나 심혈관병의 위험을 키울 수 있다고 경고했다.

가공식품이 나쁜 점은 고농도의 당류가 무한대로 첨가될 수

채소과일식의 정석

가 있다는 점이다. 과일에도 과당이 있고 우유에도 젖당이 있지만 가공식품의 당과 함량과 농도에서 다르다. 과일을 먹으면 당류의 적절한 함량과 낮은 농도로 몸에 무리를 주지 않는다. 과일에는 당류만 있는 것이 아니고 항산화제도 듬뿍 들어있다. 대부분의 가공식품에 들어가는 액상과당콘시럽은 고도로 농축된 당이다. 탄산음료에도 거의 반 정도가 설탕이며 가공식품 속의 액상과당, 인공감미료는 다 나쁜 당이다.

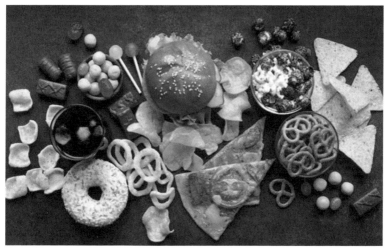

건강을 위협하는 가공식품들

우리 혀의 맛 지도에는 지방의 맛을 느끼는 감각이 없다. 맛을 볼 수 없기에 지방이 많은 가공식품에는 설탕, 소금, 조미료, 향신료, 보존료 등 자극적인 첨가제가 많이 들어간다. 가공 음식에 쓰이는 화학 첨가물은 건강을 해치고 노화를 촉진한다. 가공 단계가 많아질수록 몸에 좋지 않은 성분으로 변성된다. 건강음식으로 판매되는 샌드위치나 감자샐러드에도 드레싱, 소스로 많은 지방이 들어간다. 주로 사용되는 마요네즈맛 드레싱에는 유화제와 가공 전분 등이 사용되기에 때문에 기름진 맛을 느낄 수 없을 뿐이다.

현대인은 넘쳐나는 음식 이미지와 이야기 속에 살고 있다. 어떤 상황에서도 음식은 필수가 되었다. 영화관에서, 스포츠 경기 장에서, 놀이공원에서 풍성한 고칼로리 음식과 음료는 함께한다. 어떤 장소나 상황에서든 음식 사진을 찍고 기록하고 후기를 작성한다. 예쁘게 차려진 음식 사진을 끝없이 올리며 피드백을 주고받는다. 맛집 정보는 중요한 정보이며 소셜미디어 SNS는 영양이 가득한 소박한 음식보다는 외관이 멋진 음식이 관심을 독차지한다. SNS에서 주목받기 위해서는 무지개색 베이글처럼 화려하고 예쁜 먹거리가 되어야 한다.

우리 조상들은 언제 기아가 닥칠지 몰라 배부를 때까지 먹도록 진화되었다. 굶주림에 대비해 몸속에 시방으로 저장해 두었다. 식욕을 억제하는 대다수의 다이어트는 우리 몸속의 DNA에 반하는 행동이므로 성공하기 어렵다. 자신과의 싸움이 되기 때문이다. 자연에서 나오는 원물을 정제·가공하지 않고 먹으면 열량을 다 태워버린다. 미토콘드리아에서 비타민, 미네랄, 효소 등이 불쏘시개가 되어 거대 영양소를 태운다. 정제·가공된 음식은 미량 영양소가 부족해 열량이 넘쳐도 태울 수 있는 비타민, 미네랄이 없다. 가공식품 위주의 식생활로 몸속에 지방이 쌓인다.

정제 · 가공된 음식으로 포만감을 완성하기는 어렵다. 먹고 나도 두어 시간 후엔 또 무언가를 찾는다. 몸에 필요한 영양이 채워지지 않았기에 배고픔으로 알려주는 것이다. 항노화와 면역력을 높여 준다는 특정 슈퍼 푸드에 열광할 필요가 없다. 마케팅의 결과물이다. 특별히 기능적으로 몸에 유익한 영양제품으로 가공된 생식 분말 등이 있다고 광고한다. 분말 또는 엑기스 타입의 가공된 식품은 수분이 빠지고 효소도 죽어버려 영양의 균형이 무너져있다. 인체 대사의 불균형만 초래할 뿐이다. 몸을 구성하는 50여 개의 영양성분은 온갖 식물에 골고루 들어 있으므로 원물의 신선한 식재료를 먹으면 된다.

유명 베이커리에서 파는 채소 샌드위치를 먹고 1~2 시간 후 팔뚝 쪽 피부로 빨갛게 대여섯 개의 작은 점이 나타났다. 고기를 먹어도 나타나지 않던 반점이 생겼다. 샌드위치 속재료 중 유화제와 방부제와 같은 식품 첨가물이 들어간 소스가 원인이라고 생각된다. 독소를 림프절이 모여있는 가슴 근처로 피부를 통해 배출하고 며칠 지나서 반점이 없어졌다. 드레싱과 소스, 양념류는 식품 첨가물이 많이 들어가므로 가능한 한 적게 먹어야 한다. 샐러드도 드레싱을 듬뿍 뿌려 먹으면 한순간에 저품질의 정크푸드가 되어버린다.

호르몬의 균형을 깨는 가공식품

식품 가공의 핵심은 식이섬유를 제거하는 데 있다. 식이섬유가 빠지면 부피가 준다. 대신 칼로리 밀도는 높아진다. 포만감을 느끼기 어려워 원물의 상태보다 더 많이 먹을 수 있다. 수용성 섬유질은 소화 장관 내에서 수분을 흡수하여 음식물의 부피를 크게 만든다. 부피가 늘어나면 위 속의 음식물이 빠져나가는 시간이 오래 걸린다. 부피가 큰 섬유질 식품은 대변으로 배출되는 열량도 많아진다. 큰 부피와 낮은 열량 밀도는 살을 빼는 중요한 열쇠이다. 좋은 탄수화물이 갖고 있는 특성이기도 하다. 가공되고 농축된 음식은 부피는 줄고 칼로리 밀도는 높아 살이 찌기 쉽다.

복합 탄수화물인 통곡물을 최소한의 가공만을 하고 먹었던 시절에는 건강에 큰 문제는 없었다. 비만이나 당뇨, 고혈압 등 대사증후군이 사회적 문제도 아니었다. 가공을 위해 원물에서 섬유소를 제거해 버리면 쉽게 변질된다. 서로 의지하고 있던 지방과 섬유질에서 섬유질을 분리하면 지방의 부패가 미세하게 진행된다. 자연의 탄수화물 식품은 꿀을 빼고는 다 섬유질이 같이 들어있다. 같이 들어있는 이유가 있다. 특정 성분을 추출하고 다른 재료들을 파괴해 버리면 성분이 불안정해지며 변질되기 시작한다.

부딪쳐서 멍이 든 사과는 멀쩡한 사과보다 빨리 상한다. 곡물도 멍이 든 정도가 아니고 가루로 만들면 빨리 변질된다. 균형이 깨지고 영양성분이 분리된 정제·가공 식품은 몸에 좋지 않다. 자연의 원물이 우리 몸에 좋은 이유는 특정한 한 영양소의 성분 때문이 아니다. 영양학적인 성분보다는 같이 있는 유기적인 결합이 몸에 유익한 것이다. 함께 패키지로 들어 있는 구성성분들의 유기적 관계가 중요하다. 우리는 정제되지 않은 자연의 원물을 먹어오며 진화해왔다. 자연에는 영양성분표가 없다.

비만과 생활습관병이 만연하게 된 것은 최근 수십 년의 일이다. 식생활 습관이 바뀐 것과 긴밀한 관계가 있다. 식생활과 질병의 상관관계는 다른 어떤 환경적인 요인보다 크다. 공해나 스트레스, 운동 부족 등의 생활 전반적인 변화도 영향이 있지만 생활습관병 환자의 증가는 식이의 영향이 가장 크다. 식생활습관병이다. 당신이 먹는 것이 곧 당신이다. 우리 몸은 먹는 대로 만들어진다. 인스턴트식품, 냉동식품, 패스트푸드 같은 음식은 필수적인 미량 영양소가 부족한 균형이 깨진 식사다. 부족한 미량 영양소를 채우기 위해 몸은 '배고픔'을 호소해 계속 먹게 만든다.

렙틴leptin은 지방세포에서 합성되어 분비되는 대표적인 식욕 억제 호르몬이다. 뇌의 시상하부에 작용하며 식욕과 배고픔을 조절한다. 배불리 먹어도 포만감 중추가 잘 작동하지 못하는 것은 렙틴의 양이 부족한 것이 아니라 렙틴 수용체가 제대로 작동하지 않아서다. 비만인 경우에는 지방세포에서 만들어 낸 렙틴 호르몬은 많지만 민감성이 떨어져 포만감 중추가 작동하지 않는다. 호르몬 농도가 높은 것 또한 낮은 것과 마찬가지로 지방 축적이 빠르게 일어난다. 많고 적음이 아니라 균형과 조화가 중요하기 때문이다.

그렐린ghrelin은 식욕 촉진 호르몬이다. 위장에 음식물이 없는 것이 신호가 되어 위벽에서 분비된다. 뇌의 시상하부에 있는 뉴런에 작용한다. 뇌를 자극해 음식을 섭취하게 만든다. 위장이 다시 차면 분비가 감소해 먹는 것을 중단한다. 포만감을 느끼려면 식사 후 15~20분은 지나야 한다. 식사를 빨리 마치면 몸은 변화를 제대로 인지 못 해 과식하게 된다. 식이섬유가 빠진 단순당 위주의 가공식품은 오래 씹을 필요가 없으므로 10분 내외로 식사가 끝나면 포만감 중추가 작동할 시간이 없다.

　　　　　　　　　채소과일식의 정석

인슐린의 다른 이름은 지방 합성 호르몬이라 불리듯 동화 작용으로 지방을 만든다. 포도당이 과잉으로 흡수되면 일차적으로 간과 근육에 글리코겐의 형태로 저장한다. 글리코겐 저장량이 1kg 남짓으로 많지 않기에 그 이상은 피하지방, 복부에 중성지방으로 저장된다. 설탕 같은 정제당은 혈당을 빠르게 높인다. 혈당을 세포 속으로 밀어 넣기 위한 인슐린 또한 갑자기 분비된다. 인슐린을 수시로 만들어 내는 췌장에 부담을 준다. 이 과정이 계속되면 인슐린 저항성이 생긴다. 저항성이 생기면 세포는 굶게 된다. 가공된 당질 위주의 식사는 혈당이 급격한 등락을 반복하기에 당 중독이 발생하는 악순환이 된다.

탄수화물은 인체 내에서 활동에 필요한 에너지를 주로 만든다. 포도당, 과당, 갈락토스와 같은 단당류와 설탕, 맥아당, 젖당 같은 이당류가 있다. 쉽게 소화·흡수되므로 단순당이라 한다. 단순당이 여러 개에서 수천 개까지 연결되어 있는 탄수화물 식품을 복합 탄수화물이라 한다. 곡물류, 콩류, 식이섬유나 올리고당, 녹말 등이다. 단순당은 혀에 닿았을 때 즉각적으로 단맛을 느낄 수 있다. 빠르게 소화·흡수가 되어 혈당을 곧바로 높인다. 복합당은 입안에서 즉각적으로 단맛은 나지 않으나 계속 씹으면 단맛이 흘러 나온다. 분해, 흡수가 느려 혈당을 천천히 올린다.

밀가루나 옥수수가루로 만든 라면, 케이크, 쿠키, 도넛, 과자 같은 정제된 탄수화물 식품을 먹으면 중독이 나타날 수 있다. 후식으로 단것을 찾고 특정 음식이 자꾸 생각나는 현상이다. 가공된 단순당 위주의 식생활은 당중독으로 과식, 폭식하게 된다. 그로 인해 복부 내장에 지방이 축적된다. 가공식품 위주의 식단은 미량 영양소가 부족해 칼로리를 제대로 태우지 못한다. 정제 탄수화물이 아닌 채소·과일과 통곡류 위주의 복합 탄수화물로 식생활을 개선해야 한다. 건강한 식재료를 먹으면 몸속의 호르몬도 편하고 안정된다.

가공식품은 몸의 대사 작용에 부담을 준다. 가공된 식품의 특징이 영양소, 비타민, 미네랄의 균형이 깨져 있다는 것이다. 과거의 기아 상태와 달리 현대의 영양 부족은 영양과잉과 영양 부족이 동시에 나타난다. 영양 불균형 상태에 가깝다. 우리 몸을 구성하는 50여 가지의 영양소가 있는데 하나만 부족해도 몸은 '배고픔'이라는 신호를 보낸다. 그 외 다른 신호는 없다. 배고픔으로 신호를 보내도 필요한 미량 영양소를 공급해 주는 것이 아니라 이미 과잉인 당질 위주의 음식들을 계속 먹어준다. 섭취되는 영양소의 불균형으로 몸도 균형을 잃어가며 질병이 뒤이어 찾아온다.

가공식품은 영양소가 많고 적은가의 문제보다는 몸속 호르몬의 균형이 깨진다는 것이 큰 문제다. 필자도 채소·과일식을 충분히 못 하고(하루 800g 이상) 가공식품 위주로 식사하고 나면 다음 날 아침에 배가 고프다. 저녁을 늦게 또는 많이 먹으면 더더욱 허기진다. 인체는 24시간 생체리듬에 따라 아침엔 코르티솔이 분비되어 식욕이 낮아야 한다. 아침 식사를 하면 두 번째 식사도 가공식품이 당긴다. 생체리듬의 균형이 깨진다. 우리 몸이 보내는 신호는 점점 멀어지고 쉽게 배고프며 당 중독을 불러올 식단으로 간다. 몸에 좋은 음식과 나쁜 음식을 가려서 먹어야 한다.

가공하지 않은 자연의 원물을 그대로 먹는다면 우리 몸은 진화된 유전자의 명령대로 전 대사 과정을 원활히 잘 수행한다. 영양이 골고루 있는 탄수화물 식품을 가공하면 칼로리 밀도는 높아지고 부피는 작아진다. 이렇게 변성된 원물이 몸에 좋을 리 없다. 균형이 깨지면서 부패하기 시작한다. 특정 영양소가 얼마나 많이 들어있나? 하는 개별성분이 중요한 것이 아니다. 전체적인 균형과 조화가 중요하다. 호르몬의 균형이 깨져서 식욕 조절과 대사 과정에 많은 문제가 생긴다. 왜곡된 식생활의 영향이 크다.

독성의 발생 : 정제, 농축, 가열의 함정

    탄수화물 식품 속 당이 아미노산, 지방산을 만나 결합하는 것을 당화 반응이라고 한다. 포도당이나 과당 성분이 단백질이나 지방의 성분과 결합하는 것이다. 당 독소glycotoxin란 당화 반응으로 생기는 노폐물, 독소이며 인체의 거의 모든 세포에 나쁜 영향을 준다. 당 독소는 인체 내 대사 과정에서 자연스럽게 만들어지거나 음식물을 통해 들어오기도 한다. 당 독소는 최종당화산물 AGE, 최종advanced 당화glycation 물질end-products이라고도 한다. 우리 몸에는 다양한 원인으로 독소가 쌓이는데 당 독소는 몸에 독소가 쌓이는 큰 원인 중의 하나다.

    당 독소는 숯불에 직화로 구운 고기와 노릇노릇하게 구워진 빵에 많다. 기름에 튀긴 과자에도 많이 들어있다. 고온에서 단백질, 탄수화물 식품을 구울 때 아미노산이 당과 결합되어 당

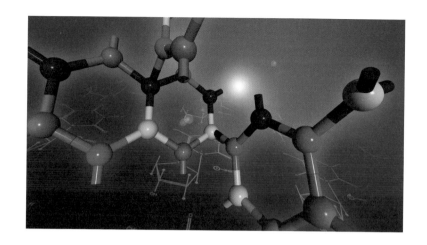

독소로 바뀐다. 고온 건조한 환경에서 고기와 빵을 구울 때 마이야르 반응이 생긴다. 특유의 풍미가 생기며 표면이 갈색으로 변하는 것이다. 마이야르 반응이 진행되면서 당 독소가 활발히 생성된다. 아미노산과 지방산의 물리·화학적 성질이 변해 몸에 해로운 물질로 바뀐다. 마이야르 반응으로 생긴 최종당화산물을 자주 먹게 되면 세포가 빨리 노화된다. 만성 염증의 위험도 높아진다.

마이야르 반응은 수분이 없는 고온 건조한 환경에서 잘 일어난다. 120℃ 이상에서 당 독소가 활발해지며 180℃에서 가장 많이 생성된다. 오븐의 예열온도와 튀김 기름의 온도는 180℃ 정도이다. 이 온도가 맛과 풍미가 좋아지는 마이야르 반응이 가장 활발히 일어나는 온도이다. 당 독소 또한 활발히 생성된다. 생닭고기 100g에 당 독소가 761KU 들어있다. 1시간 물에 삶으면

1,100KU로 생닭과 큰 차이가 없다. 기름에 튀기면 7,300KU로 거의 10배로 증가한다. 물에 삶거나 찔 때는 수분이 많은 환경이므로 많이 생기지 않는다. 최고 온도도 100℃이므로 활발히 생성되지 않는다.

숯불로 육류를 구울 때 벤조피렌benzopyrene이라는 환경 호르몬이 나온다. 아미노산 성분은 고온에서 성질이 쉽게 변한다. 고기의 기름이 숯불 위로 떨어지면 벤조피렌 같은 발암성 유해 성분이 나온다. 2009년 WHO 산하 국제암연구소IARC에서 1군 발암물질로 분류했다. 식품에서 검출되는 벤조피렌은 불에 직접 구울 때 검게 탄 부분에 있다. 연기로 그을리는 훈제과정에서도 나타난다. 직화보다는 프라이팬 등을 이용하면 좋다. 산업장의 매연, 담배 연기에도 있다. 벤조피렌은 내분비계 장애를 일으키며 독성이 강하고 몸 속 잔류기간이 길다.

탄수화물 식품에 180℃ 이상의 열을 가하면 발암물질인 아크릴아마이드acrylamide가 생겨난다. 아크릴아마이드는 체내 신호를 전달하는 신경세포의 기본 단위인 뉴런을 망가뜨릴 수 있다. 신경계통 이상을 초래한다. 감자칩, 크래커, 팝콘 등 높은 온도에서 튀기거나 구울 때 아크릴아마이드가 발생한다. 감자를 튀겨 먹으면 그 속의 전분이 매우 농축된 형태로 바뀌어 소화도 힘들다. 고온 건조한 환경에서의 조리보다는 물을 넣어 쪄 먹으

채소과일식의 정석

면 당 독소가 거의 생기지 않는다. 감자는 채식이지만 감자튀김은 발암물질이다.

몸에 독소가 쌓일 때 처음에는 큰 이상을 느끼지 못한다. 시간이 지날수록 즉 나이가 들어갈수록 독소가 점점 많이 쌓이면 노화가 빨라진다. 나이가 들수록 독소를 제대로 배출하지 못한다. 단백질의 아미노산은 인체의 구성성분이며 호르몬, 효소의 원재료이다. 아미노산이 당과 결합되어 변성되면 인체 조직과 기관 곳곳에 광범위하고 다양한 문제가 생긴다. 몸에 쌓인 당 독소는 피로와 통증의 원인이며 면역력을 저하시킨다. 세포가 망가져서 제 기능을 못 하고 콜라겐에 붙으면 주름과 기미를 만든다. 독소는 혈액을 통해 다니며 혈관을 딱딱하게 만들고 만성 염증의 원인이 된다.

당 독소는 음식물을 조리하는 방식에 따라 만들어지기도 하지만 몸 안의 대사과정에서 만들어지기도 한다. 원래의 성분을 상실해 해로운 물질로 바뀐다. 당독소는 점차 쌓여 세포를 노화시킨다. 당 독소는 인슐린 저항성을 높이고 몸에 산화적 스트레스를 준다. 지나치게 많은 활성산소가 생겨나 일정하게 유지되고 있던 인체의 산화 수준의 균형이 깨진 것이다. 몸의 항상성이 깨진다.

항산화물질은 활성산소의 공격으로부터 세포 손상을 막아준다.

항산화물질이 듬뿍 든 채소·과일은 몸의 산화적 스트레스를 중화시킨다. 세균과 바이러스에 대한 저항력을 높여 주는 면역세포에 최고의 영양소이다. 대표적인 항산화물질은 폴리페놀류, β-카로틴, 비타민C, 비타민E 등이다. 식물의 파이토케미컬 성분이다. 항산화물질은 당 독소 생성을 방해한다. 구운 고기를 비타민C와 항산화 성분이 많은 채소류와 같이 먹으면 당 독소의 피해로부터 보호받을 수 있다. 항산화 성분이 많은 채소·과일을 섭취하면 질병에 저항력을 갖게 하며 노화를 늦추고 생활습관병과 암을 예방할 수 있다.

최종당화산물인 당 독소는 독소이며 인체를 병들게 한다. 튀긴 닭고기는 생닭보다 거의 10배 많은 당 독소가 생긴다. 육류를 굽거나 기름에 튀기면 마이야르 반응으로 냄새와 풍미는 좋아지지만 당 독소 또한 과도하게 생겨난다. 당 독소는 혈액이나 조직에 축적되어 심혈관계 질환과 염증의 원인이 된다. 튀김 음식은 만성 염증을 유발한다. 당 독소 수치를 낮추기 위해서는 고온에서 굽거나 튀기거나 기름으로 볶는 요리는 피해야 한다. 가능하면 물로 삶기니 찌는 조리 방식이 좋다. 어떤 방식으로 조리해서 먹느냐가 중요하다.

당 독소의 피해를 줄이기 위한 방법이 있다. 탄수화물 식품에 식초나 레몬즙을 넣어 먹으면 좋다. 식초가 포도당과 아미노산 결합을 방해하기 때문이다. 초밥을 만들 때 식초로 버무리든가 감자튀김에 식초를 뿌려 먹는 것은 당 독소를 떨어뜨릴 수 있는 좋은 방법이다. 발사믹 식초 드레싱을 샐러드에 끼얹어 먹어도 좋다. 탄수화물 식품을 먹을 때 식초를 같이 먹으면 당 독소의 폐해 중 하나인 인슐린 저항성을 줄이는 데도 도움이 된다. 밥과 식초에 양념한 오이무침을 같이 먹어도 혈당지수가 30% 이상 감소한다고 한다. 식초는 식후보다는 공복 또는 식전에 먹는 것이 효과가 좋다.

밥이나 감자, 고구마 등의 전분 음식을 금방 조리해 뜨거울 때는 호화성 전분이 많다. 냉장고에 차게 식혀 저항성 전분으로 만들어 먹으면 좋다. 저항성이란 식이섬유처럼 소화효소에 저항하는 전분으로 성질이 바뀌는 것이다. 냉장고에 12시간 이상 보관했다 먹으면 된다. 열량도 1g당 2kcal로 반으로 줄어든다. 덜 익은 바나나에도 저항성 전분이 많다. 감자와 고구마도 얼리거나 차게 식혔다 먹으면 칼로리도 떨어지고 인슐린 저항성도 개선한다. 당 독소를 줄이기 위해서는 과자, 라면, 빵, 음료수 등 단순당 섭취를 줄여야 한다. 고온 건조할수록 많이 생기므로 튀기거나 굽지 말고 찌고 삶고 끓여야 한다.

밀가루의 진실: 어떻게 먹어야 할까?

통밀에서 밀기울을 벗기고 도정하면 씨눈이 사라진다. 씨눈에는 많은 영양소가 집중적으로 모여 있다. 제거되면 거의 탄수화물만 남는다. 밀가루는 90% 이상이 탄수화물이고 나머지는 단백질이다. 현미를 도정하면 백미가 되듯이 통밀을 도정하면 밀이 된다. 통밀과 밀의 차이는 현미와 백미처럼 씨눈이 없어지는 것이다. 곡물의 씨눈에는 비타민B군, 불포화지방산, 미네랄 등 대부분의 영양소가 모여 있다. 알갱이로 된 곡물을 가루로 만들면 공기와 접촉하는 면이 많아져서 빨리 상한다. 식이섬유가 사라져 거칠고 부담스러운 식감이 없어진다. 포만감을 느끼기 어려워 많이 먹을 수 있다.

과일도 껍질층에 파이토케미컬 성분이 많다. 통곡물도 씨눈에 많은 영양성분이 모여 있다. 가루로 만들면 많이 씹지 않아도 삼킬 수 있고 소화도 빠르다. 소장에서 흡수도 빨라 혈당도 급격히 올린다. 덩달아 인슐린도 과도하게 분비된다. 급격히 오른 혈당은 가파르게 떨어져 공복감을 심하게 느낀다. 얼마 지나지 않아 또 단순당 위주의 가공식품을 찾는다. 이 과정이 반복되면 과도한 당질은 중성지방으로 축적된다.

통곡물을 가루로 내지 말고 알갱이 상태로 먹으면 좋다. 알갱이는 소화효소에 의해 천천히 분해되므로 소화·흡수 전 과정에 시간이 걸린다. 혈당도 완만히 오르고 덩달아 인슐린 분비도 안정적이 된다. 현미와 백미로 만든 밥은 쌀 알갱이 그대로 있고 수분을 첨가해 먹기도 좋고 영양적으로도 좋은 방법이다.

2015년 당뇨병 학회지의 연구 결과가 있다.[11] 식사 순서에 따라 식후 인슐린 수치가 의미 있게 낮아진다는 연구이다. 식사를 시작할 때 먼저 채소를 먹고, 꼭꼭 씹어 천천히 먹으면 좋다. 밥을 천천히 먹는 것보다 빨리 먹는 것이 혈당을 더 높인다. 통곡물 속의 식이섬유가 식후 혈당 상승을 제어해 주는 역할을 한다. 음식은 먹은 순서대로 위장 벽과 맞닿아 있는 부분부터 처리된다. 몸에 좋은 채소를 먼저 먹고 단순당 위주의 정제 곡물을 이후에 먹으면 좋다. 음식물이 섞이기 전에 채소·과일 속의 좋은 성분을 잘 추출할 수 있다.

혈당지수GIGlycemic Index는 음식을 섭취한 뒤 혈당이 상승하는 수치를 1~100으로 수치화하여 나타낸 것이다. 혈당지수 GI

가 높으면 혈당을 빠르게 높인다. 1회 섭취량을 감안하여 생긴 것이 혈당 부하지수이다. 혈당지수든 부하지수든 밀가루 가공 식품의 혈당지수는 전통적으로 먹어온 가공되지 않은 식품과 비교하면 높다. 탄수화물 함량은 비슷해도 밀가루를 가공한 식품은 혈당을 급격히 높인다. 당 중독을 일으켜 폭식하게 만든다. 건강한 복합 탄수화물 식품은 혈당지수가 낮다. 포도당이나 과당 외에도 미네랄, 비타민 등 몸에 좋은 미량영양소가 같이 들어있기 때문이다.

흰 밀가루와 같은 정제된 곡물은 그 어떤 식품보다 인슐린 분비를 높인다. 높은 인슐린 농도는 잉여의 포도당을 지방으로 빠르게 저장해 지방간이 될 확률도 높다. 밀가루 음식을 안 먹으면 체중을 줄일 가능성이 높다. 통밀은 씨눈이 있어 영양소와 식이섬유가 일부 남아 있을 수 있다. 가루로 만드는 제분의 과정을 거치면 인슐린 반응이 높아지는 건 별 차이 없다. 통밀 알갱이를 그대로 먹거나 물리적 자극만으로 굵게 갈려지는 맷돌이나 전통적인 방식의 가공이 영양소 보존에는 더 좋다.

대표적인 당질 위주의 정제·가공 식품은 빵, 바게트, 시리얼, 라면, 도넛, 비스킷, 케이크, 파스타, 국수 등이다. 식이섬유는 빼버리고 자극적인 조미료를 투하해 입을 즐겁게 한다. 섬유질은 어느 정도 길이가 유지되어야 역할을 할 수 있는데 곱게 갈려지

　　　　　　　　　　　　　　채소과일식의 정석

면 사라진다. 보관과 관리가 까다롭고 유통기한도 짧은 신선식품에 비해 정제·가공된 과자나 쿠키 같은 초가공식품은 주성분인 밀가루와 설탕 내지는 액상과당으로 유탕처리한 경우가 많으므로 썩지 않는다. 오래 보관할 수 있다.

국수를 만드는 건면은 고온에서 열풍 건조한 면이다. 생면은 밀가루 반죽을 면으로 뽑은 것이다. 홍두깨 칼국수처럼 직접 수타로 뽑거나 기계로 뽑는 면이다. 기름에 튀기지도 않고 건조도 시키지 않아 유통기한이 짧다. 생면, 건면, 유탕면 다 정제된 밀가루로 만든 면이지만 가공 과정은 각기 다르다. 생면, 건면, 유탕면 순으로 가공 정도가 높아진다. 유탕면인 라면은 150℃의 기름으로 튀겨 수분을 빼버리는 방식으로 보존 기간을 늘린다. 유탕처리 면이기에 라면을 먹을 때 기름도 같이 먹는다. 라면은 노화를 앞당기는 초가공식품이다. 잠재적으로 비만과 대사증후군 질병을 불러올 수 있는 영양 균형이 깨진 식단이다.

라면이나 과자 등 가공식품을 만드는 밀가루는 대부분 수입 밀가루를 사용한다. 수입 밀은 곡물을 실은 배로 운송한다. 95% 이상의 밀은 껍질째 수입해 와 국내에서 제분 등의 과정을 거친다. 밀가루는 가공식품을 만드는 데 유리한 특성이 있어 많이 사용된다. 1990년대 이후로 국내 제분 업계는 표백제를 사용하지 않기로 했다 한다. 밀가루가 하얗게 보이는 것은 씨눈이 제거되고 흰색인 배젖만 남아 있어서다. 입자를 곱게 빻을수록 빛 반사로 더욱 하얗게 보이는 것이다. 우리나라에서 제분한 밀은 표백제 문제는 없지만 3% 정도의 완제품으로 수입하는 밀은 확인해 보는 것이 좋다. 밀은 자체가 수분함량이 적고 활성도가 낮아 장기 보관이 가능하다 한다.

우리 밀은 가을에 심어 이듬해 늦봄에 수확하기에 농약을 뿌리지 않아도 된다. 자연적으로 유기농 밀이 되는 것이다. 국내에서 유통되기에 곡물선을 타고 해외에서 들어오는 수입 밀에 비해 영양과 품질에 있어서 월등히 우수하다. 2020년에 밀 산업 5개년 계획으로 우리 밀 경작지가 늘어났다. 그러나 수입산보다 비싸서 제분 제빵 업체의 외면을 받고 있다 한다. 우리 밀은 40kg 한 포에 수입 밀 가격의 두 배인 4만 원대다. 생산량이 늘어나는 만큼 가격 안정화가 실현되어 수입 밀가루의 두려움에서벗어나 우수하고 영양 많은 우리 밀을 다양한 형태의 가공으로 마음 놓고 많이 먹을 수 있으면 한다.

몸을 구성하고 힘을 내는 것은 곡물, 단백질 위주의 칼로리 영양소이지만 대사 과정에서 칼로리를 태우는 건 미량 영양소가 하는 일이다. 비타민, 미네랄, 식이섬유, 파이토케미컬, 물이 인체 대사의 촉매제이다. 아침에 초가공식품인 시리얼, 점심에 라면이나 짜장면, 저녁에 삼겹살을 먹는다면 언제 비타민과 미네랄을 섭취하겠는가. 몸에서는 거대 영양소를 태우는 미량 영양소를 원하고 있는데 계속 칼로리만 보충해 주니 끊임없이 배고프다는 신호가 올 수밖에 없다. 비타민과 미네랄 역할의 촉매제가 부족한 것이 현실이다. 우리의 식탁은 정제 · 가공된 당질 식품만 가득하다.

통밀에서 밀가루로 분쇄하는 과정에서 식이섬유는 거의 다 제거된다. 오래 보관할 수 있는 가공식품은 식품회사와 유통사에 감손도 적게 발생하며 많은 이득을 준다. 정제 · 가공된 식품을 고온의 기름에 튀긴 라면, 시리얼, 과자 등의 초가공식품은 당 독소가 많다. 노화와 염증의 원인이 된다. 라면보다는 건면(국수)이, 건면보다는 생면이 가공 정도가 낮다. 가공이 덜 된 상태를 식품 선택의 최우선 순위로 두자! 건강하게 살 수 있는 자연에 가까운 삶이다. 과일을 하루 WHO 권장량인 400g 이상 먹자. 반드시 공복 또는 식전에 먹어야 영양소를 제대로 추출해 몸을 해독해 준다. 조화롭게 기능하는 몸은 자연에 가까운 삶을 살면 된다. 경제적 대가를 치르지 않아도 건강할 수 있다.

화학 첨가물의 위험 : 건강을 위협하는 요소

　우리나라 성인이 1년간 먹는 식품 첨가물의 양은 약 26kg이다. 식품 첨가물이란 가공식품을 제조, 조리, 보존, 유통 과정에서 사용하는 화학 첨가물이다. 이 중 보존료와 감미료가 거의 대부분을 차지하고 착색제, 발색제, 표백제 순으로 많은 양을 섭취하고 있다. 가공식품의 원재료명에는 많이 들어있는 성분의 순서대로 전 성분이 모두 표기되어 있다. 대부분의 가공식품은 2개 이상 많게는 50개 정도의 첨가물이 혼합되어 들어간다. 원재료명에 있는 첨가물의 숫자는 적을수록 좋다.

　식품 기업의 목표는 소비자의 건강이 아니다. 주주들의 이익에 부합하기 위해서 저렴한 원가로 많은 부가가치를 남길 수 있는 상품을 연구 개발하는 것이다. 공기관도 아닌 사기업체의 당연한 정체성이다. 그런 관점에서 채소·과일 원물은 매력 없는 존재이다. 사과 하나를 10만 원을 받을 수는 없지 않을까? 하지만 사과를 가공해서 여러 가지 부가가치를 덧붙인다면 무궁무

진하게 돈을 벌 수가 있다. 식품 가공산업에서 음식은 상품이기에 상품성을 높이기 위해 갖가지 식품 첨가물을 넣고 여러모로 가공한다.

식품의약품안전처와 같은 공기관에서는 식품 첨가물에 대한 허용 기준이 있다. 첨가물을 시험하고 분석해서 식품의 안전성을 평가해 놓은 것이다. 단일 식품 첨가물에 대한 안전성 평가는 연구개발 자료가 풍부하다. 하지만 소비자는 하나의 첨가물만 먹는 것이 아니다. 매번 같은 패스트푸드나 편의점 도시락을 먹으면 첨가물을 중복해서 연속적으로 섭취하게 된다. 이런 중복 섭취에 대한 연구 결과는 찾아보기 힘들다. 중복 섭취에 대한 연구는 개인의 체질과 면역 체계가 다르며 고려해야 할 변수가 많아서 연구 계획을 세우기가 힘들다 한다.

식품 첨가물 연구자인 안병수 박사는 "식품 첨가물들이 만나면 서로 화학반응을 하는데 이를 '식품 첨가물의 칵테일 효과'라고 부릅니다. 개별로는 크게 나쁘지 않은 첨가물들이 서로 만나 화학반응을 일으키면 사람에게 나쁜 영향을 미치는 물질로 변하곤 합니다. 대표적인 것이 비타민C와 안식향산나트륨이 만나면 발암물질인 벤젠이 만들어지죠"라고 첨가물 중복 섭취로 인한 칵테일 효과에 대해 우려를 표했다. 첨가물은 화학물질이므로 서로 반응할 수 있다.

식품 첨가물을 중복 섭취하면 몸속에서 화학반응이 일어날 수 있다. 유해성이 더 증폭되어 일어날 수 있다. 벤젠은 발암성이 아주 강한 물질이다. 안식향산나트륨은 음료수나 잼, 마요네즈 등에 방부제로 사용한다. 탄산음료나 에너지드링크에 첨가되는 안식향산나트륨은 음료 속 비타민C와 화학적으로 반응하면 발암물질인 벤젠이 만들어질 수도 있다. 10년 전 미국과 일본에서도 콜라에서 벤젠이 만들어진 사실이 보고되었다.

MSGL-글루타민산나트륨는 식품의 맛과 향을 증진시키는 대표적인 향미 증진 조미료이다. 주로 감칠맛을 내는 과자, 라면수프 등에 들어간다. 미국 FDA에서도 MSG를 대체로 안전하다고 했지, 안전하다고 확정 짓지는 않았다. FDA는 MSG를 GRAS 등급으로 분류했다. GRAS는 generally reconized as safe로 대체로 안전하다는 것이다. MSG는 미국에서 1960년대부터 여러 차례 유해성 논란이 일어났다. 1995년 미국식품의약국FDA과 세계보건기구WHO가 무해하다고 했지만 아직도 유해성 논란은 끊이지 않는다. 우리나라는 2010년부터 MSG 명칭을 L-글루타민산나트륨으로 바꿨다.

아실산나트륨은 가공 육류의 붉은 색 발색을 위해서 쓰이는 발색제이다. 보존제 효과도 있다. 햄, 소시지, 어묵, 베이컨, 미트볼, 햄버거 패티에 많이 쓰인다. 대다수의 절인 고기와 명란젓,

연어알젓 등 수산물에도 있다. 아질산나트륨은 단백질 속 성분과 결합해 발암물질인 N-니트로소 화합물을 만든다. 첨가물 중 가장 독성이 강하다. 국제암연구소에서 발암물질 2A군으로 지정했다. 아질산나트륨은 대장암, 췌장암, 전립샘암과 관련 있다는 연구가 수백 건이 넘는다. 햄이나 소시지류를 먹을 땐 뜨거운 물에 데치고 나서 조리하면 첨가물을 많이 제거할 수 있다.

유통기한을 늘리고 식품의 변질을 막는 방부제는 화학성분은 부패하지 않는다는 성질을 이용하는 것이다. 음료에 첨가된 비타민C는 '합성 비타민C'로서 고농도의 순수한 아스코르브산이다. 빵의 방부제인 젖산 칼슘은 전자레인지나 프라이팬에 한 번 살짝 구워서 뺀다. 맛살, 단무지, 곶감 등은 찬물에 담가뒀다가 이용하고 통조림 속 옥수수도 찬물에 헹구어 사용한다. 대부분의 첨가물은 찬물이나 뜨거운 물에 담가놓거나 여러 번 헹궈서 사용하면 훨씬 줄어든다.

주의해야 할 첨가물은 카라멜 색소다. 카라멜화 반응을 촉진하기 위해 넣는 암모늄, 황산 등이 4-메틸이미다졸4-MI이라는 발암물질을 만들어 낸다. 2011년 미국에서 4-메틸이미다졸을 발암 가능성이 있는 물질 2B군 리스트에 올렸다. 4-메틸이미다졸은 탄산음료는 물론이고 돈가스 소스, 찜닭, 춘장, 짜장면 등 먹음직스러운 색깔이 필요할 때 들어간다. 특히 인산 등이 들어간 산성 탄산음료에는 또 다른 화학 처리가 필요하다 한다. 안정적인 색깔을 유지하기 위해서다. 4-메틸이미다졸4-MI은 몸의 대사 능력을 떨어뜨리고 백혈구를 파괴해 면역력을 무너뜨린다.

식품첨가물에 대한 일일섭취량 등의 가이드라인은 있다. 가공 단계가 많을수록 더 많은 첨가물이 들어간다. 가공 또는 초가공식품의 다양한 첨가물은 음식으로서 가치가 없다.

Helpful Tips

채식 식당이나 한정식집에서 외식하고 나면 속이 편하고 무리가 없다. 고깃집도 구워 먹는 것보다는 수육으로 먹으면 괜찮다. 조미김의 경우 원재료에는 식용유와 천일염 들기름 외특별한 첨가제는 없지만 먹으면 소화가 안 된다. 시판 조미김은 기름을 발라서 구운 다음 몇 달 동안 유통된다. 그동안 기름 성분이 공기 중의 산소, 빛, 열에 의해 산패된다. 바로바로소비되는 전통시장 구운 김이 낫다. 원재료도 중요하지만 바로 소비되지 않고 몇 달 후에 먹으면 기름 성분이 나쁘게 변질될 수밖에 없다.
김이 자라고 채취하는 과정에서 때깔을 좋게 만들거나 생산량유지를 위해 묽은 염산이나 유기산을 사용한다고 한다. 유기산을 사용하지 않고 바다를 살리는 방식으로 만드는 무산김도

채소과일식의 정석

좋다. 손이 많이 가서 가격이 좀 비싸다.

문제가 되는 것은 MSG를 비롯한 양념류가 많이 들어간 음식이다. 기름에 튀긴 후 양념 소스까지 덧씌운 양념치킨이나 중국 요리같은 경우다. 튀김 과정에 트랜스 지방이 생기는데 거기에 소스로 인공 조미료까지 첨가된다. 먹고 나면 다음 날 속이 불편하기도 하지만 기분이 나쁘다. MSG는 흥분 독소로 작용해 뇌와 신경 세포를 자극시켜 기분을 들뜨게 하기 때문이다.

과일도 당도 브릭스(brix)가 가격을 결정짓는 포인트다. 공장 음식의 가공 방향도 예외 없이 단맛을 높이는 데 있다. 눈에 보이지 않는 영양성분보다 단맛이 얼마나 느껴지냐가 중요하다. 필자는 조리할 때 사과나 배 또는 양파를 갈아서 단맛이 필요한 무침이나 찌개에 넣는다. 많이 만들어서 냉동실에 얼려두고 쓰면 좋다. 설탕이나 매실청도 좋지만 생과일 갈아 넣으면 생각 이상으로 달고 깊은 맛이 느껴진다. 김치 담글 때도 사과 한 쪽 배 한 쪽을 넣으면 맛과 풍미가 다르다. 매실청을 담글 때도 가공 정도가 적은 원당을 추천한다.

가공식품을 먹을 땐 섭취주기 (낮 12시~저녁 8시)에 먹으면 된다. 건강한 인체의 회복 재생 능력은 왕성하기에 웬만한 독소와 찌꺼기는 무난히 배출시킬 수 있다. 가공식품 위주의 나쁜 식단으로 영양 불균형이 지속되어 왔다면 문제가 된다. 대사질환의 바탕이 되는 인슐린 저항성이 진행되고 있다면 시간이 걸릴 수 있다. 단순당 위주의 가공 식품의 비율을 절반으로 줄여야 한다. 채소 과일을 적어도 WHO가 추천하는 하루 400g 이상은 먹어야 한다. 우리 몸의 재생 능력은 상상 이상이므로 생각보다 빠르게 건강해진다.

환경 호르몬의 습격 : 몸속 호르몬 체계의 위기

석유나 석탄 같은 화석연료는 기본적으로 생물체의 성분과 같은 탄소c 원자를 가지고 있다. 무기가 아닌 유기 화합물이다. 인체도 탄소화합물로 이루어진 유기물이다. 이런 이유로 탄소 원자를 가지고 있는 화학물질에 노출되거나 먹게 되면 인체에서 대사되는 과정을 거칠 수 있다. 많은 생활용품은 원유를 가공한 플라스틱 원료로 만들어진다. 우리의 환경은 수많은 화학물질로 둘러싸여 있다. 플라스틱은 유기물질이므로 몸에 축적되거나 독성을 일으킬 수 있다.

잔류성 유기 오염물질POPspersistent organic pollutants은 자연환경에서 분해되지 않고 잔류되는 유기 오염물질이다. 다이옥신, 폴리염화비페닐류PCB 등이다. 안정된 상태라 분해되지 않고 오랜 시간 생태계에 잔류된다. 잔류성, 생물 농축성 그리고 독성을 가지고 있다. 생물 조직에 쉽게 축적된다. 먹이사슬을 통해 동식물의 체내에 축적된다. 면역 체계를 교란시키고 중추신경계에 손상을 가하는 인체에 매우 유해한 물질이다. 토양과 수질은 POPs에 오염되어 있다. 거의 모든 동물성 식품도 POPs에 오염되어 있다.

낮은 수용성과 높은 지용성으로 인해 생물체의 지방조직에 축적된다. 생체 내에서 잘 분해되지 않는다. 2022년의 통계를 보면 하루에 버리는 쓰레기의 양은 한국은 1.18kg, 미국 2.58kg, 일본 0.9kg이다. 집에서 버리는 생활 쓰레기는 대부분이 음식물과 물건을 싸는 케이스나 포장지 등이다. 소각장에서 태울 때 나오는 유독물질이 다이옥신이다. 다이옥신은 독성이 강하다. 토양, 수질, 해양, 동식물, 대기 등 생태계 전반에 걸쳐 오염이 심각하다. [12]

자연 생태계의 먹이사슬은 광합성을 하는 식물과 식물을 먹이로 살아가는 초식동물, 초식동물을 먹이로 삼아 살아가는 육식동물이 있다. 잔류성 유기 오염물질POPs은 매우 적은 양으로도 생물에 치명적인 영향을 주는 특성을 가지고 있다. 생물농축성이 있어 먹이사슬 아래쪽에 있을수록 오염도가 낮으며 위쪽으로 갈수록 농도가 진해진다. 우리나라는 비교적 잘 관리되고 있지만 자연분해가 되지 않고 이동성이 있다.

인체에서는 내분비호르몬과 비슷하게 작용한다. 아주 낮은 농도에서는 환경호르몬 또는 내분비계 장애물질이 된다. 체내 호르몬의 생산, 대사작용을 간섭하며 인체의 항상성을 깨뜨린다. 잔류성 유기오염물질 중 가장 유독한 다이옥신의 경우 육류와 수산물을 통하여 노출되는 경우가 대부분이다.

우리나라는 낮은 독성의 농약을 사용하지만 아시아, 아프리카, 남아메리카 개발도상국 등에서 수입하는 농산물은 맹독성 농약에 노출되어 있을 수 있다. 음료수캔 코팅에 이용하는 비스페놀A는 합성 에스트로겐으로 작용하는 내분비교란물질이다 .치약, 샴푸, 크림, 로션, 화장품이나 의약품의 보존제로 쓰이는 파라벤은 발암물질이다. 세균과 곰팡이의 서식을 방지하는 화학방부제이다.

환경 호르몬으로도 불리는 외인성 호르몬은 몸속에서 내분비계 호르몬의 정상적인 작용을 방해한다. 내분비 호르몬은 인체의 갑상선이나 부신 같은 내분비선에서 생산하는 호르몬이다. 눈물샘이나 땀샘처럼 체내 도관을 통하여 특정 기관으로 가지 않고 혈액 속으로 분비되는 형태이다. 혈액 속에 녹아 떠돌다 표저기관에 이르러 역할을 하게 된다. 자신들의 관을 가지고 있는 외분비물질과 다르다. 이런 물질이 극소량이라도 들어오면 우리 몸은 혼란에 빠진다.

외인성호르몬은 자연 호르몬과 달리 인체에 프로그래밍 되어 있지 않은 물질이다. 환경 호르몬이 들어오면 우리 몸은 혈류로 다니는 것을 방지하기 위해 재빨리 지방 속에 저장한다. "이러한 저장 방법이 개발되어 있지 않기 때문에 대부분이 혈액 내에서 활성화된 상태로 존재한다. (중략) 적은 양이 인체에 있어도 환경 호르몬과 같은 외부의 화학물질은 인체에 영향을 주기 쉬운 것이다"라고 『질병의 탄생』홍윤철 저자는 말한다.

환경 호르몬은 인체에 직접적으로 영향을 주는 내분비계 장애 물질이다. 우리 몸은 탄소를 포함한 유기화합물이며 플라스틱제품도 그렇다. 이런 이유로 탄소원자를 가지고 있는 화합물을 먹거나 노출되면 몸에서 대사과정을 거칠 수 있다. 축적될 뿐 아니라 독성이 있다. 내분비계 교란 물질은 인체의 항상성 유지에 심각한 타격을 준다. 한 번 몸에 들어오면 오랫동안 축적 저장 되어 만성적인 질병 위험이 커진다. 먹이사슬을 따라 생물농축 과정을 거쳐 상위 포식자에게 더 높은 농도로 존재한다. 저농도로 노출되는 식물성 식재료가 좋다.

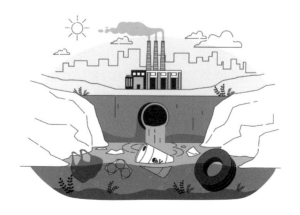

Helpful
Tips

일회용 장갑의 끝부분에 공정 과정에서 화학물질이 묻어 있으므로 뒤집어서 사용하면 좋다는 생활의 지혜를 본 적 있다. 좋은 방법이지만 시간도 걸리고 번거로우므로 다회용 라텍스 장갑을 사용하면 된다. 손에 더 밀착되며 여러 번 사용할 수 있어 좋다. 2024년 7월부터 비닐의 분리배출을 더 강화한다. 이전에도 비닐은 분리배출했지만 접착 스티커나 오염물질이 묻은 것은 종량제 봉투에 버렸다. 7월부터는 커피 믹스 봉투, 양파 망, 과자 부스러기, 오염된 비닐도 씻어서 비닐로 분리배출한다. 비닐은 소각 시 다이옥신 등 유해가스를 발생시킨다. 일회용품 사용을 줄여야 건강해진다.

전자레인지 사용 시 비닐을 쓰지 말고 전자레인지 전용 용기를 사용하는 것이 좋다. 포장이나 배달 용기도 뜨거운 음식이나 기름기 있는 음식은 플라스틱 원료 물질이 용출될 수 있다. 뜨거운 열을 가하고 플라스틱 용기에 제조, 포장, 유통, 보관하는 전 과정에서 플라스틱 유해 물질에 노출될 가능성이 있다. 생수 또한 물 성분은 아무런 문제가 없으나 페트병 제조 후 세척, 건조하지 않으므로 플라스틱 성분이 남아 있을 수밖에 없다. 세척, 건조하면 가격이 너무 비싸지기 때문이다. 가능한 플라스틱 제품은 멀리하는 것이 좋다. 내분비 체계가 교란되면 비만 해결은 물론 건강한 삶과도 멀어진다.

채소과일식의 정석

체형 변화의 진실 : 가공식품과 염증의 관계

　가공식품 위주의 식생활은 몸에 독소와 노폐물을 남긴다. 인스턴트식품, 패스트푸드, 배달 음식 등에 들어 있는 식품 첨가물은 대부분 합성 화학물질이다. 우리 몸의 유전자에는 화학물질을 소화, 분해, 흡수하는 프로그램이 입력되어 있지 않다. 식품 첨가물과 잔류성 유기 오염물질이 지속적으로 쌓이면 해독해야 할 독소가 된다. 독소는 몸을 공격하는 만성 염증이 되어 다양한 건강 문제를 일으킨다. 자연의 원물을 가공해 먹는 식습관은 건강을 해친다. 첨가물 독소로 인해 만성 염증이 생긴다. 건강하면 태울 수 있는 잉여 칼로리를 지방으로 저장한다. 몸은 살이 찌는 체질로 바뀐다.

　몸이 손상되었을 때 복구시키는 염증 반응은 급성과 만성으로 나뉜다. 염증 유발 자체는 나쁜 것이 아니다. 건강을 위해서 꼭 필요한 기전이다. 염증 반응은 면역세포들이 손상된 조직을 회복하기 위해 외부 병원체나 이물질을 파괴하고 제거하는 전

과정이다. 몸에 바이러스나 세균 등 병원체가 침입하면 면역세포가 침입자와 싸우기 위해 열이 난다. 손상된 부위가 빨갛게 부풀어 오르고 통증이 생기고 몸이 피로하다. 급성 염증 반응은 다쳐서 상처가 생기거나 감기처럼 감염성 질환에 걸렸을 때 나타난다. 급성 염증 반응은 몸을 보호한다.

염증 반응은 면역 체계가 잘 대응해 이겨낼 수 있으면 보통 3~4주 내로 끝난다. 감염 현장에 모여드는 혈류의 양이 많아지기에 열이 난다. 피부의 비만세포가 히스타민이라는 신경전달물질을 분비하여 모세혈관을 확장시킨다. 염증 부위로 혈류를 증가시키고 혈관 벽을 헐겁게 만든다. 혈관의 투과성이 높아지면 백혈구와 혈장 단백질이 모세혈관에서 빠져나가 감염 현장에 도달한다. 열이 나고 상처 부위가 붉게 되는 발적현상이 나타난다. 병원체와 싸우다 전사한 면역세포의 시체와 죽은 병원체 등은 기관지에서 점액으로 생성된다. 가래나 고름의 형태로 생겨난 이물질을 내보내기 위해 기침, 콧물 등이 난다.

체온을 높여 병원체를 제거하기 위한 효소 반응이 빨라진다. 효소가 가장 활발한 온도는 36~40℃이다. 식균 능력이 강력한 대식세포의 활동도 활발해진다. 열이 나고 빨갛게 부풀어 오르고 통증도 동반되는 급성염증반응이 진행된다. 급성 염증으로 해결이 안 되면 만성으로 넘어간다. 급성 염증은 몸을 보호하는 반응이지만 만성 염증은 몸을 공격한다. 만성 염증은 염증 유발 물질의 양이 매우 적다. 오랜 시간 독소에 노출되면 생긴다. 통증을 비롯한 특별한 증상은 나타나지 않는다. 그러나 손으로 누르면 아프다.

　장기간 노출되면 인체 조직과 장기를 훼손하며 다양한 질병으로 이어진다. 만성 염증은 손상된 조직에 대식세포가 지속적으로 존재한다. 대식세포는 인체 방어에 핵심적인 물질이다. 이들이 뿜어내는 독소는 침입자를 죽이지만 과하면 주변 조직에도 해로운 영향을 미친다. 지방조직에는 지방세포 외에도 대식세포와 면역세포도 있다. 지방이 많으면 대식세포의 염증 반응도 증가한다. 면역력은 과해도 부족해도 문제가 될 수 있다. 균형이 중요하다.

　대부분의 사람들이 만성염증을 가지고 있다. 독소나 노폐물을 미세하게나마 가지고 있기 때문이다. 염증 수치가 낮으면 건강하고 높으면 독소 주변의 세포가 손상을 입는다. 노화가 빨라지며 다양한 질병으로 이환된다. 만성 염증은 비염, 관절염, 천식, 자가면역질환 등 각종 질환으로 나타난다. 만성 염증이 계속되면 남아도는 포도당이 지방으로 저장되는 속도가 빨라진다. 정제 식품 위주의 단순당, 과도한 당분 섭취로 열량은 공급되는 족족 지방으로 저장된다. 가공식품을 줄이고 면역 체계의 핵심인 장내 유익균의 먹이가 되는 복합 탄수화물 위주의 채소·과일, 곡물을 먹어줘야 한다.

만성 염증은 장기적으로 대응을 해야 하기에 몸에서도 에너지를 모아서 대응한다. 다른 기능들을 떨어뜨린다. 몸에는 절약 스위치가 켜져기초 대사량이 떨어져 살이 찌는 체질로 바뀐다. 만성 염증의 원인은 약물, 스트레스, 수면이나 운동 부족, 미세 먼지, 알코올, 흡연 등 다양하다. 흡연이나 알코올은 칼로리 자체는 높지 않더라도 염증이라는 독특한 방식으로 몸을 해친다. 인스턴트식품, 패스트푸드, 배달 음식 등을 많이 먹는 나쁜 식습관의 영향이 가장 크다. 가공식품의 화학 첨가물 등이 만성 염증 유발 원인으로 꼽힌다.

단 음식의 영향도 크다. 설탕이나 단순당 위주의 음식은 체내에서 단백질이나 지방을 만나 최종당화산물 AGES, 당 독소가 생긴다. 만성 염증을 만든다. 설탕과 고과당 액상 시럽은 염증 지표와 혈당을 올린다. 설탕과 액상과당은 채소·과일이 가진 천연과당과 달리 농축된 당이다. 간에 부담 주어 지방간의 위험이 발생한다. 단순당 위주의 당질 음식을 계속 찾게 만드는 의존성이 생긴다. 과자 등 대부분의 가공식품의 단맛을 내기 위해 값이 싼 고과당 액상시럽을 사용하기 때문이다. 고과당 액상시럽은 설탕에 비해 중성지방 비중이 높고 염증 반응을 일으키는 오메가-6 지방산이 많아 비만을 유발한다.

현대인의 식생활은 인스턴트식품, 배달 음식, 패스트푸드 등 가공식품 위주이다. 식이섬유가 부족하기 쉽다. 장내 미생물 균형을 무너뜨려 유해균이 득세하게 만든다. 유해균이 많아지면 장점막 세포가 망가져 그 사이로 이물질이나 독소가 통과할 수 있다. 혈류로 유입되면 장 기능이 나빠지고 염증 반응이 높아진다. 장내 식이섬유의 불균형으로 유해균이 많아지고 유익균은 굶어죽는다. 배가 고픈 유익균들이 아무거나 먹다가 장점막을 뜯어 먹어 문제를 일으키기도 한다. 유익균의 먹이가 되는 질 좋은 식이섬유는 채소·과일을 비롯한 통곡류, 콩, 견과류, 해조류, 버섯 등에 풍부하게 들어 있다.

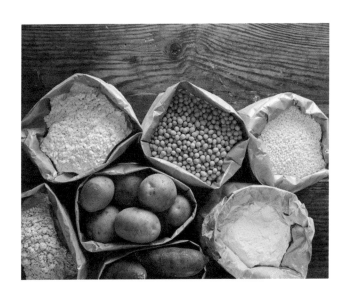

Helpful Tips

만성 염증을 줄이는 방법은 정제된 단순당 위주의 가공식품을 적게 먹는 것이다. 설탕, 고과당 액상시럽이 든 가공식품을 피해야 한다. 액상과당은 설탕보다 더 달고 오메가-6 지방산이 많다. 많이 먹으면 지방간의 위험이 있다. 육식 위주의 식사도 줄여야 한다. 육류 속에 오메가-6 지방산이 많기 때문이다. 가축들도 풀을 먹어야 하는데 현대의 사료는 옥수수나 탈지 대두 등 씨앗 알갱이다. 씨앗은 영양분을 저장하는 곳이기에 목초와 조성성분이 다르다. 육류를 많이 먹으면 오메가-6 지방산 비율이 높아진다. 오메가-3는 들깨에 많이 들어있다. 오메가-3와 6에 대한 설명은 Part 2, 08을 참고하면 된다.

생활 습관 특히 식생활 습관을 교정함으로써 건강한 몸을 만들 수 있다. 마가린, 쇼트닝 등 인공 경화유에 튀긴 음식, 패스트푸드, 인스턴트식품에 들어 있는 트랜스 지방이 나쁘다. 염증을 약물로 가라앉히려 하면 안 된다. 약물은 간에서 해독해야 하므로 내장 기관을 더 지치게 한다. 나쁜 식생활의 문제이므로 식생활을 개선해야 한다. 지방을 쉽게 만드는 단순당, 가공식품 육식 위주의 식단을 교정하는 것이 첫걸음이다.

채소과일식의 정석

미량 영양소의 힘 : 미토콘드리아와 대사 촉진

　미토콘드리아는 영양소와 산소를 이용해 에너지를 만들어 내는 세포 내 소기관이다. 이 세포 호흡 과정을 통하여 에너지를 만들고 부산물로 물과 이산화탄소를 발생시킨다. 우리 몸은 약 100조 개의 세포로 되어 있는데 모든 세포가 미토콘드리아를 가지고 있다. 예외가 하나 있는데 적혈구이다. 적혈구는 피의 흐름에 실려 다니기 때문에 자체 동력원이 필요 없다. 미토콘드리아는 세포에 에너지를 공급한다. 심장세포를 뛰게 하며 간세포는 해독하게 한다. 세포 하나당 수백 또는 수천 개의 미토콘드리아를 갖고 있다. 특히 일을 많이 하는 심장, 간 등의 조직은 1,000~3,000개의 미토콘드리아를 가지고 있다. 평균적으로 약 1,000개의 미토콘드리아를 가지고 있다.

　미토콘드리아는 생명 에너지원인 ATP를 합성함으로써 세포 호흡의 중추적 역할을 한다. 생명 활동에 필요한 에너지를 음식물을 통해 생산하는 세포의 발전소이다. 이중막으로 둘러싸인 미토콘드리아 내부는 에너지를 많이 낼 수 있도록 라디에이터처럼 구불구불하게 생겼다. 자체 유전 정보를 담은 DNA가 있어 스스로 분열하고 복제한다. 포도당, 아미노산, 지방산을 산소를 이용해 연소시켜 물과 이산화탄소를 남기는 미세한 소시지 모양이다. 그러나 단백질 성분인 아미노산은 독성이 강해 물로 바뀌지 못하고 간에서 요소로 바뀐 다음 암모니아로 배설된다. 세포 안으로 배달된 영양소는 결국 미토콘드리아가 먹는 것이다.

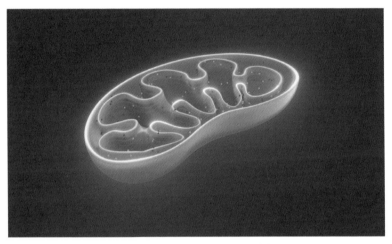

세포 내 에너지 발전소 미토콘드리아

우리가 음식물을 섭취하면 소화기관이 물리적으로 잘게 부순다. 탄수화물, 지방, 단백질을 소화액으로 분해해 포도당, 지방산, 아미노산으로 만든다. 포도당과 아미노산은 소장 점막 세포에서 혈류로 지방산은 림프로 흡수된다. 영양소를 필요로 하는 세포에 혈류에 실려서 배달된다. 모세혈관을 따라 필요한 세포에 배달된 영양소들은 세포 표면의 수용체를 통해서 세포 안으로 들어

　　　　　　　　　　　　　　채소과일식의 정석

간다. 세포 속 미토콘드리아에서 영양소를 연료로 사용해서 에너지를 발생시킨다. 우리가 힘을 쓸 때 필요한 에너지로 바꾼다.

이 세포 호흡 과정을 장작불 태우는 데 비유하면 포도당, 아미노산, 지방산은 통나무에 해당한다. 연료가 되는 영양소들이다. 성냥이나 라이터 불쏘시개 등은 비타민, 미네랄, 효소와 조효소 등이다. 거대 영양소는 몸을 유지하는 연료가 된다. 거대 영양소를 태워주는 비타민, 미네랄이 부족하면 제대로 된 연소가 일어날 수 없다. 연소 과정을 촉매하는 미량 영양소가 부족하면 제대로 된 반응이 일어나지 않아 포도당, 아미노산, 지방산 등이 세포 내에 계속 쌓인다. 영양소가 계속 쌓이면 세포 환경이 악화되어 비만을 비롯한 각종 질병이 생기게 된다. 기초 대사량도 떨어진다.

세포 내 에너지발전소 미토콘드리아가 기능을 멈추는 것은 체내 에너지생산이 중단되는 것이다. 미토콘드리아가 적절한영양을 공급받고 원활히 기능하는 일은 매우 중요하다. 미토콘드리아는 연료공급이 지나치게 많아지고 소비되는 열량이 줄어들면 역할을 줄인다. 계속 생산하면 주변 환경이 악화되어 내부의 항상성이 깨지기 때문이다. 포도당, 아미노산, 지방산 등 영양소와 산소가 풍부해도 미량 영양소가 부족하면 미토콘드리아 기능이 약화된다. 세포 호흡인 연소 작용을 촉매하는 효소와 비타민, 미네랄의 역할은 매우 중요하다.

인체의 수만 가지 생리 화학적인 반응이 잘 일어나려면 효소와 조효소가 잘 만들어지고 분비되어야 한다. 필수비타민과 미네랄도 잘 공급되어야 한다. 미량 영양소는 거의 없다시피 한 정제·가공된 공장 음식은 호르몬, 효소의 원재료를 제대로 공급해 줄 수 없다. 정제 식품은 넘쳐나는 열량만 제공해 줄 뿐이다. 미량 영양소가 부족하면 미토콘드리아는 세포 호흡을 제대로 할 수 없다. 악화된 세포 내의 환경을 개선 시키려 한다. 넘쳐나는 포도당을 덜 받아들이기 위해 세포 표면의 인슐린 수용체의 숫자를 줄인다.

포도당은 혈액 속에 넘쳐나는데 인슐린 수용체가 줄어 세포 속으로 들어갈 수 없다. 이런 상태가 계속되면 '인슐린 저항성'이 생겼다고 한다. 밖에서 보면 세포는 당이 들어오지 못하도록 저항하고 있는 것이다. 에너지대사의 중심에는 미토콘드리아가 있다. 미토콘드리아의 기능 저하가 대사질환의 원인으로 주목받고 있다. 세포막의 인슐린 수용체가 제대로 작동하지 못해 생기는 당뇨병 등 대사질환의 원인이 인슐린 저항성이다.

미토콘드리아는 우리 몸을 구성하는 핵심 기관이다. 미토콘드리아는 근육에 가장 많이 분포되어 있다. 나이 들어 근육량이 줄면 미토콘드리아의 수도 줄어든다. 운동은 세포 내 미토콘드리아 수를 증가시키고 기능을 향상시켜 에너지 생산 활동을 늘린다. 즉 기초 대사량이 높아진다. 기초 대사량은 근육세포 내 미토콘드리아 숫자와 직접적인 관계가 있다. 근육량이 줄면 기초 대사량이 떨어져 체중 감량은 어렵다. 근육이 늘면 더 많은 ATP 즉 에너지가 생성되어 체력이 증가한다.

Helpful
Tips

미토콘드리아는 세포 내 에너지 생산의 핵심적인 역할을 한다. 미토콘드리아의 기능이 저하되면 칼로리를 태우지 못한다. 미토콘드리아는 산소를 이용하여 영양소를 연료로 에너지를 만들어 낸다. 태워지는 영양소와 태우는 영양소의 균형은 매우 중요하다. 포도당, 아미노산, 지방산 등 태워지는 영양소가 풍부해도 비타민, 미네랄, 효소 등 촉매제가 되는 미량 영양소가 부족하면 연소반응이 일어나지 않는다. 세포 내에 그대로 쌓인다. 미토콘드리아는 세포 환경이 악화되므로 포도당을 안 받아들인다. 이 과정이 인슐린 저항성이 생기는 과정이다. 인슐린 저항성은 많은 대사질환의 원인으로 주목받고 있다.

호르몬이 결정한다 : 체중의 진짜 관리법

"덜 먹고 많이 움직여라"라는 다이어트 조언이 있다. 섭취한 칼로리보다 많이 소비하면 살이 찌지 않는다는 것이다. 이 말은 우리 몸이 에너지를 사용하는 방식이 같다고 가정하고 있다. 적게 먹어 칼로리를 덜 섭취하고 많이 움직이면 체중이 줄어든다는 원리이다. 그러나 몸이 작동하는 방식은 다르다. 섭취하는 음식으로부터 바로 공급되는 혈액 속 포도당을 소비할 때와, 에너지원으로 저장된 글리코겐과 체내지방을 쓸 때 몸이 에너지를 사용하는 방식은 다르다.

식사를 하면 체내 포도당 농도가 높아진다. 포도당을 세포로 배달하는 인슐린 호르몬의 농도도 덩달아 높아진다. 에너지가 필요한 인체세포는 포도당을 바로 에너지원으로 쓴다. 당은 소장에서 혈액 속으로 흡수가 된다. 식사 후에 높아진 혈당을 뇌나근육 등에서 주 에너지원으로 사용한다. 에너지로 쓰고 남는 당은 간과 근육에 글리코겐과 지방으로 저장된다. 식후 4시간까지도 소화 중이며 지방이 쌓이는 시간이다.

잉여의 당은 인슐린이 글리코겐으로 만들어 간과 근육세포에 저장한다. 글리코겐은 6만 개 정도의 포도당이 결합된 풀처럼 끈적한 고분자중합체이다. 에너지 부족 시에 사용한다. 글리코겐은 간에 약 100g, 근육에 300~400g 정도 저장되어 있다. 기초 대사량과 체력정도가 높고 근육이 많으면 더 많은 양을 저장할 수 있다. 약 24시간 정도 사용할 수 있는 포도당을 저장할 수 있다. 지방에 비하면 턱없이 적은 양이다. 글리코겐이 만들어진 이후에 음식물 공급이 없으면 저장된 글리코겐을 포도당으로 변환시켜 사용한다.

식사 후 8시간 정도 지나면 혈당이 떨어진다. 위장관계에서 소화가 거의 끝난다. 혈액 속 포도당이 없어져 혈당이 내려가므로 인슐린 농도도 같이 내려간다. 혈액 속에 포도당과 인슐린이 없는 시간이다. 의료기관에서 채혈할 때 8시간 금식을 지키는 이유다. 소화기관도 쉴 수 있는 시간이다. 이 시간이 확보되어야 하는데 식사 빈도가 잦으면 인슐린이 계속 분비된다. 수시로 간식을 먹으면 인슐린 수치가 높아져 있는 상태가 지속되므로 세포의 인슐린 수용체는 포도당을 받아들이지 않는 인슐린 저항성이 생긴다.

시간이 지나 소화·흡수가 완전히 끝나면 근육이나 뇌 등에서 바로 사용할 수 있는 포도당이 없다. 완전한 공복 상태이다. 간은 글리코겐을 분해하고 지방이 녹기 시작한다. 글루카곤 호르몬의 분비가 늘면서 글리코겐이 포도당으로 분해된다. 포도당 신생합성단계이다. 낮 시간은 음식이 계속 공급되기에 글리코겐을 분해해 에너지를 만드는 시간은 주로 밤에 이루어진다.

18시간이 지나면 지방연소가 활발하게 일어난다. 중성지방이 간으로 이동해 글리세롤 하나와 지방산 3분자로 분해된다. 이 중 글리세롤은 포도당 신생합성에 사용되고 지방산3 분자는 인체조직에 에너지를 공급한다. 뇌로 운반 가능한 케톤체가 뇌의 에너지원으로 대체된다. 케톤체는 간세포와 적혈구를 제외한 모든 세포에서 사용 가능하다. 자가포식이 시작되어 불량한 세포들이 죽어 재활용되는 시간이다. 피부가 맑아지고 몸이 가벼워진다. 포도당 대사에 이상이 없으면 혈당은 정상으로 유지된다.

혈액 속에 인슐린 농도가 높고 지속 시간이 길면 저장되는 지방의 양도 늘어나는 경향이 있다. 먹지 않고 공복상태로 있는 시간이 필요하다. 인슐린이 혈액 속에 있으면 지방연소가 일어나지 않는다. 계속 먹으면 포도당이 지속적으로 공급되므로 저장된 지방을 힘들게 꺼내서 쓸 이유가 없다. 지방을 축적하는 인슐린 호르몬이 없어져야 지방연소가 시작된다.

인체는 안티에이징, 장수보다는 성장이 우선순위이다. 지방 저장 호르몬인 인슐린 분비를 탄수화물이 자극하지만 동물성 단백질도 원인 중 하나다. 제이슨펑 저자는 『비만코드』에서 "혈당은 인슐린 반응을 유발하는 전체 원인 중 23퍼센트밖에 차지하지 않는다. 식이 지방과 단백질도 10퍼센트가 전부다. 나머지 67퍼센트의 인슐린 반응을 일으키는 원인은 알려지지 않았다."라고했다. 혈당을 높인다고 인슐린 반응도 높은것은 아니다. 원인을 모르는 경우도 꽤 된다고 한다.

 덜 먹고 많이 움직여 살을 뺀다는 생각은 우리가 먹는 행동을 통제할 수 있다는 생각이 기저에 깔려있다. 어느 정도는 맞는 말이다. 섭취 열량을 줄이고 운동을 통해서 소비 열량을 늘이면 체중이 줄어들 것이라 생각한다. 그러나 몸은 우리 예측대로 움직여 주지 않는다. 섭취되는 열량이 줄면 몸은 이를 눈치채고 사용하는 에너지를 보존하기 위해 에너지 총 소비량을 바로 줄이고 기초대사량을 떨어뜨린다. 그 상태가 계속된다. 섭취열량이 줄어드는데 계속해서 같은 열량을 소비하면 생존할 수 없기 때문이다.

 기초대사량이란 호흡, 소화, 심장운동 같은 인체의 기본 기능을 수행하는 데 필요한 열량이다. 전체 열량의 대부분은 약 90%는 기초 대사량으로 소모한다. 대사량의 대부분을 차지하는 것은 운동이 아니라 기초대사량이다. 운동으로 에너지 연소를 촉진하고 칼로리를 소모하는 전략은 효과가 없다. 우리 몸은 적은 칼로리로도 많은 활동이 가능할 수 있도록 효율적으로 만들어졌기 때문이다. 운동은 체중감량의 직접적인 효과보다는 호르몬을 안정화해 건강하게 감량할 수 있게 해준다. 체중감량은 식이의 역할이 훨씬 크다.

칼로리cal란 1기압에서 순수한 물1g을 14.5℃의 온도에서 15.5℃로 1℃ 올리는 데 필요한 열량이다. 열량은 조그마한 용광로처럼 생긴 봄열량계에서 태울 때 발생한 열의 양을 측정한 것이다. 탄수화물, 단백질은 1g당 4kcal, 지방은 1g당 9kcal의 열량을 갖고있다. 비타민, 미네랄, 식이섬유, 항산화 성분 등은 열량이 없다. 열량이라는 개념은 음식이 갖고 있는 열에너지를 설명하는 방식일 뿐이다. 어떤 음식이 몸에 좋다든가 나쁘다든가 하는 정보는 들어있지 않다. 몸속 대사과정에 대한 정보도 없다. 어떤 음식을 먹으면 체중이 는다거나 준다거나 하는 것도 역시 알 수 없다. 인체는 열량을 태워서 얻지 않고 생화학적으로 소화시킨다.

1990년대 부터 2010년대 까지 미국 국립건강영양조사에서 비만율은 해마다 0.37% 증가했으나 섭취 열량은 사실상 거의 비슷하다고 한다.

섭식 행위는 뇌의 시상하부에서 최종적으로 결정한다. 시상

채소과일식의 정석

하부에서 결정하는 체중의 기준값이 높게 설정되어 있을 때 비만이 발생한다. 혈중 인슐린농도가 지속적으로 높을 때 체지방을 늘리라는 명령이 떨어진다. 이 체중의 기준값이 높게 책정되면 살이 찐다. 비만도와 같은 중요한 변화는 몸의 호르몬에 의해 엄격하고 자동으로 관리된다.

건강한 생활습관을 유지함으로써 자율신경의 지배를 받는 호르몬의 분비를 촉진시킬 수도 있고 억제시킬 수도 있다.

체중과 관련 있는 대표적인 호르몬은 지방저장호르몬인 인슐린, 포만감호르몬인 렙틴, 폭식호르몬인 그렐린, 스트레스호르몬인 코르티솔이다. 이 외에도 섭식과 비만에 관계된 호르몬들이 많다. 호르몬들의 상호작용으로 최종적으로 시상하부에서 비만도를 결정한다. 지방을 먹었다고 지방으로, 탄수화물을 먹었다고 칼로리로, 단백질을 먹었다고 근육이 생기지 않는다. 많은 칼로리를 먹었다고 비만이 되지도 않는다.

Helpful
Tips

필자도 젊은 시절엔 날씬했으나 50대가 지나며 살이 찌기 시작했다. 칼로리 제한 다이어트는 우리 몸의 본능과 싸워야 하므로 한 번도 해본 적이 없다. 몸의 내부 장기에 지속적인 스트레스를 주면 안 된다. 대신 먹는 시간, 금식 시간의 균형을 맞추고 하루 과일 800g 이상 먹는 식생활로 건강을 유지해왔다. 영양이 풍부한 채소과일을 먹으면 몸이 배고픔을 호소하지 않는다. 채소과일을 충분히 못 먹는 경우엔 먹어도 먹어도 배가 고프다. 하루 이틀 사이에 1kg씩 늘어난다. 허기를 억누르지 말고 몸의 생물학적 요구를 이해하고 수용하자. 건강하고 날씬한 몸은 소중하다. 그러나 그것을 가지려면 배고픔을 이겨내고 죽을 만큼 힘들어야 하는 것은 아니다.

자율 신경계의 지배를 받는 호르몬 분비를 의식적으로 조절할 수는 없지만 생활 방식의 변화로 영향을 줄 수 있다. 스트레스를 낮추고 긴장을 풀기 위한 냉온욕, 요가, 복식 호흡, 명상, 산책 등이 호르몬의 균형 잡힌 분비와 억제에 도움이 된다. 몸에서 사용하는 대사량의 대부분은 근골격계가 사용하는 활동 대사량이 아니고 기초 대사량이다. 채소·과일식으로 내장 기관을 튼튼히 하여 기초 대사량을 높이는 것이 지혜로운 방법이다. 나쁜 것을 입에 넣지 말고 자연에 가까운 식생활을 하면 된다.

인슐린 저항성 : 체중 증가의 숨은 주범

호르몬은 식욕, 체지방 저장, 혈당농도를 비롯하여 인체의 수많은 기능을 조절하는 생화학적 신호이다. 비만과 관련된 호르몬은 많다. 그중에서도 체중증가와 직접적으로 관련이 있다는 것을 증명하기 위해서는 인과성 테스트를 통과해야 한다. 그 호르몬이 분비될 때는 살이 쪄야 하는 것이다. 테스트를 통과한 호르몬은 인슐린과 코르티솔 두 개이다.

식후 소장에서 포도당이 혈액 속으로 흡수되면 췌장의 베타세포에서 이를 감지한다. 베타세포 표면에는 글루트라는 감지기가 있다. 이 감지기를 통하여 혈액 속에 당이 들어왔다는 것을 알게 된 베타세포는 인슐린 호르몬을 분비한다. 인슐린의 역할은 포도당을 인체 세포에 배달해 줌으로써 혈액 속의 포도당 농도를 낮추는 것이다. 인슐린은 혈액 속에 있는 당에 붙은 다음 혈관 막을 통과하여 세포들 사이의 공간인 체액으로 운반한다. 다음 세포의 수용체를 찾아 세포 속으로 밀어 넣는다. 세포 속으로 들어간 포도당은 미토콘드리아에서 세포 호흡을 통해 에너지를 생산한다.

우리 몸은 혈액 속의 포도당을 빨리 치워버리는 메커니즘을 갖고 있다. 그 역할을 하는 것이 인슐린이다. 포도당은 소중한 영양소이긴 하지만 혈액 속에 있으면 안 된다. 인슐린은 혈중에 있는 당을 인체의 각 세포로 배달한다. 분비된 인슐린은 반감기가 2~3분으로 금세 사라진다. 혈액의 포도당 농도가 높으면 혈관 벽을 망가뜨린다. 모세혈관으로 이루어진 신장의 사구체를 망가뜨린다. 신장의 노폐물을 걸러주는 역할이 점점 떨어진다. 신부전을 일으킨다. 발의 족부 괴사, 눈의 망막 손상 등을 일으킨다.

인슐린은 작은 분자를 큰 분자로 합성하는 과정에 참여하는 동화호르몬이다. 동화호르몬인 인슐린이 많이 분비될 때는 분해는 억제되고 큰 분자로 합성하고 저장하는 일이 일어난다. 세포로 배달하고 남은 포도당은 글리코겐과 지방으로 전환되어 간이나 근육세포에 저장된다. 저장된 글리코겐과 지방은 중단기 에너지원으로 밤이나 식사와 식사 사이 혈당이 떨어질 때 다시 포도당으로 분해된다. 에너지를 공급한다. 남는 포도당은 내장과 피하지방으로 저장된다. 지방간이 되면 혈액 내 콜레스테롤과 중성지방수치를 증가시킨다.

채소과일식의 정석

인류는 오랜 기간 기아에 시달렸기에 당은 귀한 에너지원이었다. 잘 활용하기 위해 췌장에 글루트 수용체가 많이 있다. 분비된 인슐린은 인체 세포 표면의 수용체에 신호 물질로 작용한다. 표적세포에 포도당을 넣기 위해서 표적세포의 수용체와 반드시 결합해야 한다. 자물쇠와 열쇠의 관계와 비슷하다. 오랜 시간 정교하게 갖춰진 이 시스템은 오류가 거의 없다. 이 시스템의 목적은 부족한 당을 잘 이용하기 위한 것이다. 오늘날처럼 당이 지속적으로 과하게 공급되는 상황은 이 시스템에 입력되어 있지 않다.

비만에 직접적으로 관련 있는 호르몬은 인슐린이다. 당뇨병으로 유명한 호르몬이다. 인슐린 자체가 문제가 아니라 질병의 원인이 되는 것은 인슐린 저항성이다. 인슐린은 혈액 속에 있는 당을 근육, 지방, 간세포 속으로 밀어 넣는다. 문제는 세포 속에 이미 당은 가득 있어 받으려고 하지 않는 것이다. 인슐린은 자기 할 일을 당연하게 했을 뿐이다. 인슐린 저항성이 생긴 것이다. 인체는 과한 수준의 자극에 대항하기 위해서 저항성을 나타낸다.

지속적으로 과도한 인슐린은 저항성이 생기는 원인이다. 같은 양의 포도당을 처리하기 위해서는 더 많은 인슐린이 필요하다. 인슐린이 더 많이 분비되면 더 많은 당이 세포 속으로 들어

가지만 여기에도 한계가 있다. 이 상태도 장기간 계속 되면 반응하지 않는다. 저항성이 생기면 당을 세포 속으로 밀어 넣지 못하므로 지방으로 축적한다. 세포는 에너지가 없어 굶주리게 된다. 인슐린 저항성의 원인을 해결하지 않으면 시간이 지날수록 악화된다.

저항한다는 것은 자극이 지속적으로 높을 때 일어나는 현상이다. 일반적으로 소화과정에서 인슐린이 다량 분비되기는 하지만 일시적이어서 저항성이 생기지 않는다. 잦은 식사와 인슐린 호르몬을 자극하는 단순당 위주의 당질음식은 저항성이 생기는 조건이다.

인슐린 저항성이 생기면 췌장에서 인슐린을 더 많이 분비한다. 인슐린은 근육 등 조직으로 포도당을 밀어 넣음으로써 혈당을 떨어뜨린다. 인슐린이 많이 나와 있는 상태이지만 혈당은 정상 범위로 유지된다. 인슐린은 수용체와 결합이 안 되면 아무리 많아도 역할을 못 한다. 세포에 들어가지 못하는 당은 뱃살, 근내지방, 지방간으로 저장된다. 축적된 지방은 나쁜 호르몬을 분비해 만성 염증을 유발한다. 쏟아져 나온 인슐린으로 높았던 혈당이 갑자기 떨어지면 단 음식을 찾는 당 중독이 일어난다.

문제는 잦아진 식사 빈도와 정제당, 단순당 위주로 공급되는 음식이다. 인슐린을 갑자기 많이 나오게 만드는 구조이다. 저항성이 생기면 인슐린 농도가 시간이 지날수록 높아져 살이 찐다. 자연식품에도 당이 많이 함유되어 있다. 과일은 과당, 우유는 젖당 등 천연 당은 가공 첨가당과 농도와 함량이 다르다. 가공식품의 당은 고농도로 들어간다. 단순당 위주의 정제 탄수화물과 액상과당이 들어가는 가공식품은 혈당을 가파르게 올리고 떨어뜨린다. 가당 음료도 마찬가지이다. 육류도 지방보다 살코기가 더 많은 인슐린을 분비한다.

설탕은 포도당과 과당이 반반 들어있는 결합물이다. 설탕, 고과당 액상시럽, 가당 음료 등은 소화과정은 거의 없이 빠르게 흡수되므로 혈당이 갑자기 치솟는다. 혈당을 안정시키기 위해 인슐린도 급격히 나와줘야 하므로 췌장에 무리를 준다. 인슐린 분비를 수시로 자극하면 안 된다. 췌장이 인슐린을 무리하게 분비하게 되면 지쳐서 나중에는 활동을 멈출 수 있다. 가공된 음식은 이미 가루로 만들어졌기에 소화과정이 짧고 빨리 흡수된다. 탄수화물 식품도 녹말 음식인지 정제된 단순당 위주의 식품인지에 따라 인슐린 반응이 달라진다.

체중 기준값을 비롯해 생리학적 대사는 모두 호르몬으로 조절된다. 잦은 식사 빈도로 인슐린 농도가 혈액 속에 지속적으로 높으면 체중 설정값이 높게 책정된다. 시상하부에서 체중이 설정값에 도달할 수 있게 체지방을 늘리라는 명령을 내린다. 살이 찐다. 비만은 호르몬 불균형으로 인해 체중 설정값이 높을 때 발생한다. 칼로리를 많이 섭취해서 살이 찌는 것이 아니다. 비만을 예방하기 위해서는 식사 빈도를 줄여야 한다. 수면시간을 포함해 하루 16시간 단식을 하면 좋다. 나머지 8시간 내에 식사를 마쳐야 한다. 16:8의 간헐적 단식이 좋다. 이미 체중이 늘어나 있는 경우에는 식사 횟수는 줄이고 단식 시간은 늘려야 한다.

인류의 진화 과정에서 당은 귀한 에너지원이었다. 낭비하지 않고 잘 활용하기 위한 메커니즘이 발달되어 왔다. 외부에 저장 장치가 없어 몸속에 지방으로 저장해 두었다. 배불리 먹어 남는 당은 닥쳐올 기근에 대비해 저장해 두었다. 인슐린이 이 과정을 담당했다. 현대인의 음식 선택의 우선순위는 단맛이다. 식품은 단맛이 높아지는 쪽으로 가공된다. 정제되고 가공된 고당도의 단순당 식품은 췌장 세포의 인슐린 배출을 끝없이 자극한다. 잦은 식사 빈도도 췌장을 끝없이 혹사시킨다. 급기야 세포에서 당을 거부하는 저항성의 사태까지 왔다. 저항성이 생긴다면 같은 효과를 보기 위해서는 더 많은 양이 있어야 한다. 그렇다 해도 한계는 있다.

라면, 빵, 케이크, 도넛, 인스턴트식품, 패스트푸드 등 정제된 단순당 위주의 식품은 인슐린을 자극한다. 육류는 지방보다 살코기가 인슐린 반응이 더 높다. 가당 음료처럼 소화과정 없이 바로 흡수되는 음료도 문제다. 무설탕이라 해도 대체당이 들어간다. 대체당은 혈당은 올리지 않아도 인슐린은 자극한다. 0칼로리, 제로칼로리 같은 칼로리 없는 음료는 그 자체에 열량은 없어도 뇌의 보상센터를 불완전하게 활성화시킴으로써 더 많은 당을 원하게 만든다. 칼로리 있는 포도당처럼 뇌를 완전히 활성화시키지 못한다. 대체당은 혈당은 높이지 않아도 인슐린 반응은 일으킨다는 연구가 있다.

과잉으로 공급되는 당은 잘 짜인 우리 몸의 혈당 시스템을 혼란스럽게 만든다. 인슐린 분비를 지속적으로 자극해 기능을 마비시킨다. 빈번한 음식 섭취는 과한 단순당 섭취만큼이나 나쁘다. 식사 빈도를 줄이는 것이 좋다. 간식 섭취를 피한다. 인슐린 반응을 자극하지 않기 위해서는 간헐적 단식이 도움이 된다. 가공식품을 피하고 자연 상태에 가까운 복합 탄수화물 채소·과일, 통곡물을 먹는 것이 몸의 호르몬을 교란시키지 않고 안정되게 만들어 준다.

스트레스와 체중 : 왜 살이 찔까?

내분비 기관인 부신은 좌우 신장의 윗부분에 삼각뿔 모양으로 위치해 있다. 혈관이 많이 밀집되어 있는 기관이며 바깥쪽인 피질과 안쪽인 수질로 이루어져 있다. 부신피질은 스트레스 호르몬이라 불리는 코르티솔을 분비한다. 수질은 아드레날린에피네프린과 노라드레날린노르에피네프린 호르몬을 분비한다. 먼 옛날 선조들은 위협이 닥치면 교감신경계가 활동을 시작해 수질에서 아드레날린과 노라드레날린을 분비했다. 교감신경계는 자율신경계 중 하나로 위급 상황 시 신체 내부 상황을 주도한다. 교감신경계가 활성화될 때는 투쟁도피fight or flight response 반응이 일어난다.

부신수질은 뇌와 직접 연결되는 독자적인 연락망을 가지고있다. 위협이 닥치면 교감신경의 자극에 의해 호르몬을 혈류 속으로 방출한다. 노라드레날린은 투쟁도피 반응을 유도하는 물질로 비상사태에 대비해 힘을 쓸 수 있게 만들어 준다. 심장박동

채소과일식의 정석

은 빨라진다. 동맥은 혈압을 끌어올리기 위해 팽팽해 진다. 간도 비축된 당분을 혈류 속으로 쏟아 부어 근육 활동에 필요한 포도당을 만들어 준다. 코르티솔은 심장을 자극해서 박출량을 증가시키고 혈관을 수축해서 혈압을 상승시킨다. 긴박한 위협 앞에서 자동적으로 나타나는 생리상태이므로 높은 혈압과 혈당은 정상이다.

코르티솔은 근육의 혈관을 확장시키고 간의 글리코겐을 녹여서 포도당을 만든다. 싸우거나 도망갈 수 있게 근육을 준비 시킨다. 신속한 상황 판단을 위해 정신을 또렷하게 한다. 인체의 장기적인 대사활동은 일시적으로 중단된다. 소화작용은 정지된다. 성장에 관련된 대사도 뒤로 밀린다. 교감신경 우위의 상황에서는 면역 활동도 저하된다. 이런 비상사태가 오래 지속될 수는 없다. 극도의 긴장 상태가 장시간 지속된다면 몸은 기진맥진해 쓰러지고 말 것이다.

교감신경이 항진된 상황에서는 소화기관의 연동운동과 소화액 분비도 억제된다. NKnatural killer cell세포 같은 면역세포의 활동이 현저하게 떨어진다. 투쟁-도주 반응을 촉발하는 긴장 상태가 장기간 계속되면 몸의 면역기능이 떨어진다. NK세포는 부교감신경이 항진될 때 활발히 활동한다. 교감신경이 활성화된 긴장된 생활이 계속되면 병에 쉽게 걸릴 수밖에 없다. 면역세포의 핵심인 백혈구는 중추신경계가 아닌 자율신경계의 영향을 받는다.

투쟁-도주 반응이 끝나고 마음이 평온해지면 부교감신경이 활성화된다. 몸도 긴장이 풀어지며 이완되고 몸속의 위축되었던 기관들도 정상으로 돌아오기 시작한다. 과중한 스트레스에 억눌리더라도 순간순간 마음을 이완시켜 부교감신경을 활성화해 줄 필요가 있다. 짧은 시간이라도 깊은 호흡이 도움 된다. 스트레스를 해소하며 에너지를 보존하려는 노력이 필요하다. 자율 신경계 균형과 조화가 중요하다.

선사 시대 인류는 코르티솔이 분비된 스트레스 상황 이후에는 폭발적인 육체 활동이 뒤따라왔다. 격렬하게 싸우던지 도망치면서 투쟁-도주 반응이 종결되었다. 새로 만들어진 포도당은 뒤따르는 육체 활동으로 소진되었다. 코르티솔 수치는 다시 떨어져 정상 수준이 된다. 현대인은 스트레스 상황에 코르티솔이 분비되어도 투쟁이나 도주 같은 폭발적인 육체 활동이 따라오지 않는다. 대부분의 스트레스는 정신적인 문제이므로 그렇다. 인체의 단기적인 투쟁-도주 반응의 메커니즘은 잘 수행된다. 하지만 장기적이 되면 문제가 생긴다. 고르티솔은 저장된 에너지를 꺼내서 비상시에 쓴다. 바로 쓸 수 있도록 포도당은 혈액 속에 나와 있는데 폭발적인 연소 과정은 뒤따라오지 않는다.

혈당이 정상으로 돌아가지 못하고 높아진 채로 수개월이 흐르고 인슐린 또한 지속적으로 분비가 촉진된다. 스트레스 호르몬인 코르티솔이 높으면 혈당이 높아진다. 지방도 증가하는 확실한 상관관계가 있다. 낮에는 24시간 생체리듬에 따라 스트레스 호르몬인 코르티솔의 농도가 밤보다 더 높다. 외부 환경의 돌발적인 문제에 대비해야 하므로 경미한 스트레스상황하에 있다. 밤은 몸을 회복시키는 휴식의 시간이다. 스트레스는 뇌에직접적인 화학적 공격이 된다. 해가 진 후의 스트레스 반응이 더 나쁘다. 평온하게 잠자리에 들지 못하고 스트레스를 받으면 면역 작용을 방해한다.

충분한 수면은 코르티솔 농도가 높아지지 않게 해준다. 스트레스 호르몬이 장기적으로 축적되면 교감신경이 항진된 상태이므로 수면의 질과 인지기능 등이 같이 떨어진다. 하룻밤만 수면이 부족해도 코르티솔 농도는 많이 높아진다. 비만에 관계되는 호르몬도 24시간 생체리듬에 따라 일정하게 작용한다. 수면이 부족하면 이 리듬도 깨진다. 인슐린 농도와 인슐린 저항성 둘다 높아진다. 높은 인슐린 농도가 제대로 된 염증 반응을 방해해 상처가 잘 회복되지 못한다. 바쁘게 돌아가는 환경에서 느긋한 마음의 평정 상태를 유지하기 힘들지만 건강을 위해서는 자율 신경계가 균형을 이루면 좋다.

교감신경은 갑작스럽고 위협적인 상황을 대비하고, 부교감신경은 에너지를 절약하고 이완하는 역할을 한다. 교감신경이 항진된 투쟁-도피 반응 시에는 면역 활동이 뒤로 밀리므로 순간순간 몸과 마음을 이완시켜 균형을 찾아야 한다. 부교감신경이 우위에 있어야 면역 활동이 활성화된다. 가정과 직장에서 지속적인 스트레스를 받고 있다면 잠깐의 여유를 내보자. 몸과 마음을 이완시키면 부교감신경이 활성화된다. 몸과 마음은 연결되어 있으므로 명상, 깊은 호흡, 마음에 여유를 주는 독서, 몸에 자극을 주는 마사지도 좋다.

낮잠이나 짧은 시간의 여유는 찾아서 즐기면 좋다. 바쁜 일상이지만 여유로운 마음으로 바라보며 대처하면 정신 건강에도 좋다. 애초에 투쟁-도주 반응이 설계된 이유가 폭발적인 육체 활동을 하기 위한 것이다. 운동은 스트레스 해소의 좋은 해결책이다. 운동으로 칼로리를 줄이는 효과보다 스트레스를 없애고 몸 속 호르몬의 균형을 바로잡는 역할이 더 크다. 사람들과의 유대 관계를 맺어 얻게 되는 소속감도 좋다.

내 몸의 직관적 신호에 귀 기울이자. 내 몸을 제일 잘 아는 사람은 나이다. 식생활에 관련된 사람들이 공통적으로 하는 말이 있다. 우리는 몸의 소리를 듣지 않는다고 한다. 몸과의 직관적인 신호가 끊어졌다고 한다. 필자도 같은 생각이다. 정작 내 몸이 원하는 것이 무엇인지 알지 못하고 알려고도 하지 않는다. 몸이 이런저런 증상으로 호소해도 약으로 증상을 빨리 없애버린다. 왜 그런지 원인은 생각해 보지 않는다. 원인이 해결되지 않아 악화되어도 약은 항상 있으니까 문제 될 것이 없다고 생각한다. 통증이 없는 상태이지 건강한 것은 아니다.

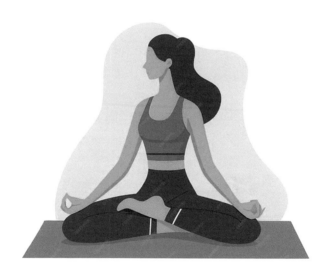

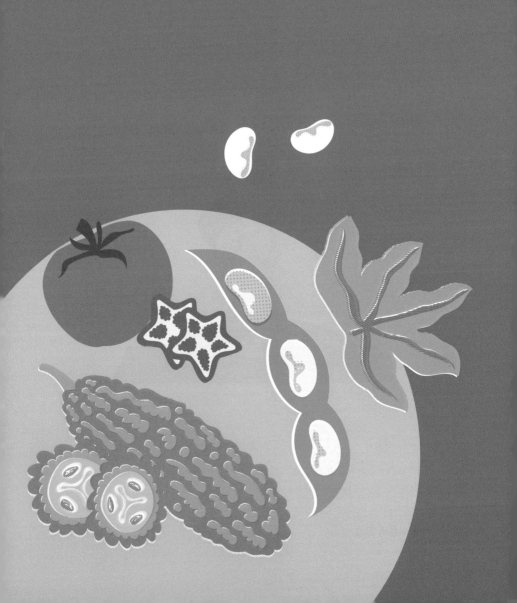

chapter
5

채소와 과일로
대사증후군 예방하기
– 건강 지키는 비결

대사성 질환 예방의 열쇠 : 채소와 과일

콜레스테롤cholesterol은 지질의 한 종류이며 인체 세포막의 핵심 구성성분이다. 세포막과 세포 내 소기관을 둘러싸는 막의 지질 성분이다. 콜레스테롤은 비타민D, 신경 조직과 지질 단백질, 혈액을 구성하는 성분이다. 지질의 흡수를 돕는 담즙산과 스테로이드 호르몬의 원료이기도 하다. 물을 싫어하는 소수성의 성질을 가진다. 부신피질 호르몬과 성호르몬 등 스테로이드계 호르몬은 모두 콜레스테롤에서 유래된다. 혈액 속의 콜레스테롤은 85% 정도가 간에서 만들어진다. 음식으로 외부에서 유입되는 경우는 15% 정도 된다.

음식으로 콜레스테롤 십취가 적으년 몸에서 더 많이 만들어 내 균형을 맞춘다. 혈액 속의 지질 성분은 콜레스테롤, 중성지방, 지용성 비타민 등이 있다. 이 중 문제가 되는 것은 콜레스테롤과 중성지방이다. 콜레스테롤은 물에 녹지 않아 물이 대부분인 혈액 속에서는 지질 단백질의 수용성 입자와 함께 복합체를

채소과일식의 정석

이루어 수송되고 저장된다. 체내의 지질 단백질은 지질과 단백질의 비중에 따라 암죽미립과 초저밀도 지단백VLDL, 저밀도 지단백LDL, 고밀도 지단백HDL, 중성지방 등으로 나눠진다.

저밀도 지질 단백질LDL은 간에서 생성된 콜레스테롤과 중성지방을 인체조직으로 배달하는 역할을 한다. 세포에 배달 업무를 마치고 간으로 돌아오는 콜레스테롤은 고밀도 지질 단백질인 HDL이다. 저밀도 지단백과 묶인 LDL이 나쁘다고 알려지게 된 것은 콜레스테롤 비중이 높아서이다. LDL과 HDL-콜레스테롤은 동일한 입자이다. 저밀도 지질단백과 묶이면 LDL, 고밀도 지질단백과 묶이면 HDL이다. 인체에 좋고 나쁨을 결정하는 것은 한 묶음으로 다니는 지단백질이다. LDL-콜레스테롤은 혈관벽에 붙기 쉽다. HDL-콜레스테롤은 혈관 속을 떠다니면서 혈관에 붙은 LDL-콜레스테롤 덩어리를 떼어낸다.

인체는 간과 근육의 글리코겐 저장고가 가득차면 남는 당을 중성지방으로 전환한다. 과잉의 중성지방은 매우 낮은 밀도의 지질단백질로 VLDL로 만들어져 혈류로 내보내진다. VLDL은 LDL을 만드는 재료가 된다. 중성지방도 몸에 꼭 필요하지만 많아지면 LDL의 원료가 된다.

혈관벽은 얇고 탄성이 좋아야 한다. 콜레스테롤, 중성지방 등 지방찌꺼기가 많아지면 혈관벽이 두꺼워지고 탄력성이 떨어진다. 피가 흘러야 할 내강이 좁아진다. 누런 죽과 같은 침착물이 생기는 죽상동맥경화증을 일으키는 원인이다. 혈중에 콜레스테롤과 중성지방을 포함한 지질이 높으면 고지혈증이다.

물이 대부분인 혈액에 기름 성분의 지질 농도가 낮으면 순환에 문제가 없다. 지질의 농도가 높으면 혈관을 막거나 혈관 벽에 침착될 가능성이 커진다. 혈관 내벽에 콜레스테롤, 지질 노폐물과 세포 찌꺼기, 칼슘, 기타 부산물 등이 계속 쌓이면 내벽의 탄성이 떨어진다. 혈관 벽이 손상되어 염증 반응이 심해진다. 플라크가 파열되어 혈전을 일으키며 심할 경우 혈관을 막아버리기도 한다. 혈류 장애가 생긴다. LDL-콜레스테롤은 죽상경화증과 큰 관련이 있다.

콜레스테롤 대사에 관여하는 주요 장기는 간이다. 중성지방은 간에서 합성 되어 혈액에 실려 각 조직으로 이동한다. 피부 밑의 피하지방이 되어 체온 유지, 영양분의 저장, 지방 합성, 충격 흡수, 열의 차단 등의 역할을 한다. 피하지방은 성별, 연령, 신체 부위에 따라 두께가 다르다. 내장 지방은 장기를 보호하는 쿠션 역할을 한다. 인체 조직에 중성지방이 너무 많으면 다시 간으로 가져간다. 간에 지방이 5% 이상이 되면 지방간이다.

연구에 의하면 액상과당콘시럽은 일반 설탕에 비해 중성지방 비율과 오메가-6 지방산이 많다고 한다. 비만을 일으키는 큰 요인이며 대사질환을 유발한다. 액상과당은 옥수수를 정제·농축한 과당이다. 설탕보다 값이 싸고 단맛이 강해 거의 모든 가공식품에 들어간다. 과당은 포도당과 달리 간으로 가서 흡수된다. 과당을 분해하는 효소가 간에만 있기 때문이다. 액상과당이 든 가공식품을 먹으면 포만감을 못 느끼고 계속 먹는다. 커피숍에서 쓰이는 시럽도 액상과당이다. 액상과당 첨가한 제품도 설탕을 첨가한 제품과 똑같이 건강에 독이 된다.

과일의 당도 포도당, 과당, 자당으로 이루어져 있다. 정제되고 농축된 액상과당과는 함량과 농도가 다르다. 과일은 90% 정도가 수분이며 비타민과 미네랄 등 미량 영양소를 갖고 있다. 활성산소를 중화해 노화를 방지하는 항산화 성분과 자체 소화 효소를 가지고 있다. 사과 1개100g에 포도당, 자당, 과당이 각각 2.6g, 2.1g, 6.3g 들어있다. 콜라 500ml에 설탕이 약 66g이다. 이 중 절반이 포도당이다. 인공감미료의 농도가 훨씬 높다. 칼로리는 100g 기준으로 볼 때 사과 56kcal, 오렌지 47kcal, 바나나 84kcal이다. 과일 500g을 먹어도 칼로리는 250~400kcal 정도이다. 라면 하나의 칼로리가 400kcal이 넘는다. 농축된 가공식품은 칼로리 밀도가 높은 식품이다.

비만, 지방간, 고지혈증, 고혈압, 당뇨 등을 대사성 질환이라한다. 대사 질환은 metabolic disorder이다. metabolic은 신진대사, order는 질서이다. 앞에 dis가 붙어 질서가 깨진다는 뜻이다.

대사증후군의 근본 원인은 몸의 대사기능 질서가 흐트러졌다는 뜻이다. 몸의 대사가 원활할 수 있도록 질서를 회복해 주면 된다. 잦은 식사, 단순당 위주의 과한 당분, 액상과당, MSG를 비롯한 화학적 식품 첨가물, 정제된 곡물, 농축된 가공식품 등 현대의 식단에 원인이 있다. 아직도 전통적 식습관을 유지하고 공장 음식을 먹지 않는 사회는 이러한 대사장애 질환을 겪지 않는다고 한다. 육류 위주의 식단을 유지하더라도 대사질환에 시달리지 않는다.

소화 장관계에서 영양소 흡수는 소장에서 일어난다. 포도당과 아미노산은 혈류로 흡수되고 지방은 림프로 흡수되어 간에 저장된다. 지방은 목적지인 세포에 도달하려면 체내에서 오랜 시간12~20시간 이상을 머무른다. 몸속에서 오래 머무르면 소화, 분해 흡수하고 배출되는 데 걸리는 시간이 길다. 몸의 소화기관에서 처리하는 데 힘이 든다. 배출되기까지 몸속에 오래 머무르므로 피가 끈적해진다. 피가 끈적해지지 않도록 몸속에서는 수분을 오래 잡아두려고 한다. 소변으로 나가는 물도 잡아당겨서 혈액이 끈적해지는 것을 막으려고 한다. 소변이 탁하고 냄새난다.
액체인 식물성 기름을 경화시켜 튀기면 음식의 질감이 향상된다. 보관이 쉽고 유통기한이 길어져 수익이 늘어난다. 마가린, 쇼트닝 등은 고체, 반고체 상태의 트랜스 지방이다. 다른 말로 플라스틱 유지라고도 하는데, 자연에 존재하지 않는 물질이라 붙인 이름이다. 세균 곰팡이도 낯설어해 오래 둬도 썩지 않는다. 여러 번 튀겨 내거나 고온으로 가열할 때 트랜스 지방산이 더 많이 발생한다. 과자, 제과류, 인스턴트식품, 패스트푸드, 마요네즈 소스, 어육제품 등에 많이 들어있다. 트랜스지방은 몸 속에서 혈관을 막아 산소 공급을 차단해 심혈관계 질환에 걸리게 한다. 노화와 질병에 시달리게 만든다. 가공식품의 영양성분 표에는 트랜스 지방1회 제공량이 0.2g 미만인 경우에는 0g으로 표시할 수 있도록 했다.[13]

현대 의학은 응급상황에 특화되어 있으며 잘 대처한다. 나타난 증상들을 즉각적으로 없애는 대증요법이 현대 의학의 패러다임이기 때문이다. 외력에 의한 부상이나 바이러스 감염 등으로 인한 질병에 대한 대처도 나쁘지 않다. 그러나 나쁜 식생활로 인한 대사질환은 대증치료로 해결할 수 없다. 현대 의학은 혈중 콜레스테롤과 혈압, 혈당이 높으면 약으로 떨어뜨린다. 증상을 없앨 수는 있지만 치유는 할 수 없다. 몸의 대사기능을 바로잡아 줘야 하는데 약으로 안 된다. 현재까지는 그렇다. 식이 지도를 통해서는 가능하지만 현실적으로 병원에선 불가능하다. 결국 대사질환을 고치기 위해서는 본인이 알아야 한다.

고지혈증 약 중 콜레스테롤 합성 저해제라고도 불리는 스타틴 제제가 있다. 콜레스테롤 생성을 억제하기 위해 간에서 생성되는 효소를 막는다. 전체 콜레스테롤의 80% 이상을 간에서 만들어 내므로 간 기능을 억제하는 원리다. 이 효소가 막히면 항산화제인 코엔자임Q10의 생성도 차단된다. 코엔자임Q10은 미토콘드리아에서 ATP를 생성해 세포에 에너지를 공급하는 역할을 한다. 코엔자임Q10이 생성되지 못하면 세포 호흡을 못 해 에너지 생산을 못 한다. 코엔자임Q10은 부족하면 만성피로, 피부트러블, 소화불량 등의 증상이 나타난다. 대사 과정에 개입하면 문제가 해결되는 것이 아니고 더 큰 문세의 시작점이 된다.

고혈압의 숨은 비밀 : 체중 증가와 혈관 생성

심장은 수축과 확장을 반복하면서 온몸에 혈액을 보내는 펌프 역할을 한다. 순환계의 핵심 기관이다. 혈액은 몸 구석구석으로 산소와 영양분을 보낸다. 독소를 해독기관으로 보내 몸 밖으로 배출시킨다. 혈액이 혈관 벽에 부딪히는 압력이 혈압이다. 보통 혈압이라 하면 심장박동에 의한 동맥혈압을 말한다. 심장이 수축하면서 혈액을 뿜어낼 때 압력이 가장 높다. 이때를 수축기 혈압이라 한다. 심장이 다음 박동을 위해 잠깐 쉬고 확장되면서 혈액을 받아들일 때를 이완기라고 한다. 이때를 이완기 혈압이라고 한다.

식사 전후나 자세, 움직임에 따라 혈압은 수시로 변한다. 성별, 연령 그리고 개인차도 비교적 크다. 노동이나 운동 시에는 말초 근조직의 산소 요구량이 커져 혈압은 높아진다. 운동이나 신체활동을 많이 하면 혈압 강하 효과가 있다. 10세 전후의 성장기는 90~60mmHg이지만 60세 이상은 150~90mmHg 정도이다. 옛날에는 본인 나이에 90을 더하면 본인 혈압이라는 말도 있었다. 혈액은 세차게 빠른 속도로 흐른다. 동맥의 내피세포가 혈관 내 물질들로 인해 상처를 입고 염증이 생기기 쉽다.

동맥 혈관은 피와 직접 맞닿는 내막이 있고 그다음 중막, 외막의 3층 구조로 이루어져 있다. 중간층은 혈액의 압력을 견디기 위해 수축, 이완하는 근육으로 되어 있다. 혈압이 높아지면 압력을 견디기 위해 벽 자체를 두껍고 딱딱하게 만드는 동맥경화증이 된다. 혈관은 얇고 탄력이 있어야 하는데 탄력이 없어진 혈관근육이 고혈압의 원인이 된다. 지속되면 혈관 벽이 두꺼워지고 내경이 좁아져 혈류를 방해하고 막히는 경우도 생긴다. 동맥경화증과 고혈압은 서로 악순환의 관계이다.

우리 몸은 나이가 들면 혈관 근육들이 탄력을 잃는다. 게다가 혈액의 지질 성분이 많아져 점도가 높아진다. 혈관근육들이 도와줄 수 없으므로 심장 혼자서 혈액을 세동맥까지 일정한 압력으로 내보내려면 혈압을 높이는 수밖에 없다. 심장이 더 세차게 뛰어야 한다. 고혈압이 악화되어 뇌로 가는 혈관 부위가 막히거나 출혈이 되면 뇌경색과 뇌출혈로 나타난다. 심장혈관이면 심장관련 합병증이며 신장의 신부전과 망막의 혈관이 악화되는 시력장애 등이 생긴다.

산소를 운반하는 적혈구는 매초당 약 2,400만 개가 새로 생성된다. 위장의 상피세포도 5일 주기로 새로 생긴다. 살이 1kg

찌면 새로운 혈관 6km를 더 만들어 산소와 영양분을 공급해야 한다. 인체 세포는 죽고 새로 태어나기를 반복한다. 인체는 자연 치유력이 있어 혈관이 막히면 새로운 혈관을 만들어 내며 끊임없이 재생한다. 재생을 위해서는 충분한 영양소 공급이 필요하다. 독소가 되는 죽은 세포를 잘 배출해 주어야 한다. 인체의 항상성, 자연치유력이 깨지면 재생활동을 할 수 없다.

우리 몸의 혈액순환 시스템은 아주 효율적으로 적당한 혈액량을 유지하며 충분한 압력으로 각 기관에 일정량을 공급한다. 충분한 신체활동을 효과적으로 소화할 수 있으며 또 그렇게 해야만 건강을 유지할 수 있다. 사람은 동물과 달리 두 발로 직립 보행하므로 중력을 이기면서 뇌로 혈액을 보내는 것은 매우 중요하다. 뇌는 핵심 지휘 기관이므로 뇌에 혈액이 공급되지 않는 것은 생사와 직결되는 문제이다. 심장 박동을 증가시키고 혈관을 수축시켜 혈압을 높이는 기전은 작동이 잘된다.

진화 과정에서는 혈압이 높아야 생존에 유리했다. 사냥하려면 혈압을 올려야 했다. 심장 박동을 빨리해 말초 혈관까지 많은 혈액을 보내야 했다. 근육이 힘을 쓸 수 있게 혈당을 올리고, 강한 힘을 낼 수 있어야 생존에 유리했다. 현대인은 사냥을 하지 않고 앉아서 머리를 사용하여 일을 한다. 현대인들은 몸을 움직이는 것을 싫어한다. 운동도 잘 하지 않고 몸의 이동도 기계장치에 의존한다. 활동량이 많이 줄어들었다. 많이 움직여야 건강해지는 혈액 순환 시스템에 문제가 생겼다.

 살이 찌면 늘어난 지방조직에 더 많은 산소와 영양소를 보내야 한다. 심장은 더 많은 피를 순환시켜야 한다. 순환되는 피가 많으니 동맥혈관 벽에는 더 많은 압력이 가해진다. 혈관 벽에 지방이 쌓이면 두꺼워지고 굳어진 덩어리가 달라붙기 쉬워진다. 동맥경화증은 혈관을 좁혀서 악순환을 일으킨다. 나이가 들면 혈관의 근육들이 탄력을 잃어 동맥의 근육이 경화된다. 내막층의 콜레스테롤과 중성지방 찌꺼기가 혈관 벽에 붙게 되면 누런 죽과 같은 침착물은 내경을 더 좁혀 혈압을 올리는 악순환이 된다.

Helpful Tips

몸은 스트레스 상황이라고 느끼면 코르티솔 호르몬을 계속 분비해 혈압을 올린다. 늘 긴장하고 치열하게 하루하루를 보내고 있다면 몸은 전쟁을 하고 있다고 인지한다. 부족한 수면과 오랜 시간 해결되지 않는 스트레스도 나쁜 영향을 준다. 혈압이 높아지는 원인은 다분히 복합적이다. 고혈압이 생

채소과일식의 정석

기게 된 원인은 생각하지 않고 약으로 해결하려고 하면 이후에 더 큰 대가를 치러야 한다. 쉬고 있다고 생각해도 자신도 모르게 긴장하고 있을 수 있다. 어깨를 움츠리지 말고 귀와 어깨는 멀리한 반듯한 자세를 유지하자. 단순한 라이프 스타일로 긴장감을 덜어주자.

필자도 50대부터 하지 정맥류와 쥐젖이 생겼다. 다리쪽 정맥 판막의 기능 장애로 혈액이 역류하거나 부푸는 상태이다. 외관상 울퉁불퉁하여 치마 입기가 꺼려졌다. 노화를 체감하면서 상념에 잠긴 적이 있었다. 채소과일식을 본격적으로 실천하면서 정맥류가 없어졌다. 마찬가지로 몸에 생기던 쥐젖도 지금은 거의 사라졌다. 쥐젖의 발생 원인은 정확히 밝혀진 건 없지만 노화와 비만과도 관련이 깊다고 한다. 양성 종양이라 놔둬도 되지만 일단 생기면 없어지지 않으므로 레이저로 지져 없앤다고 한다. 식생활만 개선했을 뿐 약물이나 처치 등의 치료는 없었다.

나이가 들어도 꾸준한 활동을 통해 근골격계의 힘을 기르면 시간은 걸려도 근육이 생긴다. 순환계인 혈관과 림프도 재생이 되어 회복과 치유의 과정이 이루어진다. 순수한 원물 위주의 식단으로 바꾸면 많이 좋아진다. 인체의 대사가 원활해지고 면역력이 높아지면 몸속부터 건강해진다. 우리 몸은 망가진 대사기능을 회복시켜 주면 항상성이 있어 잘 작동한다. 일정한 상태를 유지하려는 원리로 작동되는 유기체이기 때문이다. 채소과일식을 실천하면 건강한 것이 기본값이다.

고혈압 관리 : 마늘과 채소·과일의 역할

심장에서 동맥을 통해 전신에 혈액을 보낸다. 인체 말단까지 산소와 영양분을 실어 보낸다. 혈액 순환이 잘되는 것은 중요하다. 말초 혈관까지 순환이 제대로 안 되면 세포들이 영양을 공급받지 못한다. 산소와 영양이 필요한 세포들은 더 보내달라고 아우성친다. 여러 이유로 혈액순환이 원활치 않으면 영양부족에 시달린다. 심장은 혈압을 높여서라도 모세혈관까지 혈액을 보내야 한다. 혈압이 올라가는 이유는 다양하다. 혈액에 지질이 많아 점도가 높은 경우가 많다. 동맥 혈관이 탄력을 잃어 딱딱해지고 두꺼워지는 동맥경화증, 죽 같은 찌꺼기가 쌓이는 죽상경화증 등이 있다.

혈관에 문제가 되는 기름때는 중성지방과 콜레스테롤이다. 음식으로 섭취하기도 하고 몸에서 만들어 내기도 한다. 튀긴 음식, 설탕, 액상과당, 가당 음료 등 고도로 가공된 식품을 먹으면 몸에서 만들어진다. 동맥경화증과 심장질환의 주된 원인인

LDL-콜레스테롤은 트랜스 지방에 많다. 트랜스 지방은 공업적으로 만들어진 기름이며 다른 이름으로는 플라스틱 유지라 한다. 자연에 없는 물질이기에 곰팡이나 세균 등 미생물도 서식하지 않는다. 실온에서 반고체 형태로 먹기도 좋고 이동, 보관도 쉬워 상업적으로 많이 쓰인다. 마가린, 쇼트닝 등이 있다.

동물성 지방을 포화 지방이라 부른다. 이때 포화되었다는 것은 수소로 포화되었다는 뜻이다. 쇠고기나 돼지기름, 버터 등이 있다. 동물성 포화지방이 심혈관 질환을 일으키는 원인이 될 수 있다는 두려움 때문에 사용이 감소했다. 식물성 유지인 불포화 지방은 포화지방과 달리 수소가 채워질 빈자리가 있다. 그곳을 채워 넣으려는 화학적 성질이 있어 불안정하다. 안정성이 떨어지므로 쉽게 부패하고 보존 기간이 짧다. 불포화지방을 인공적으로 포화지방의 형태로 만든 것이 경화유인 트랜스 지방이다. 가공식품의 식감 향상과 보존제의 역할로 식물성 유지를 가공한 트랜스 지방의 사용이 많아지고 있다.

자연에 기름 100%인 물질은 없다. 기름 성분이 많이 없는 식물에서 오일을 추출하려면 압착, 유독성 용매 사용 등 많은 공정을 거친다. 가공된 식물성 기름에 공업적으로 수소를 주입시키면 값싸고 활용도 높은 트랜스 지방이 만들어진다. 케이크, 도넛, 쿠키, 과자, 마요네즈, 가공 치즈, 가공식품에 많이 사용한다.

가정에서는 마가린이나 쇼트닝을 많이 사용하지 않지만 가공식품을 만들 때 많이 쓴다. 식품 라벨에는 식물성 경화유로 표기된다. 트랜스 지방의 해악은 이미 널리 알려져 있다. 수많은 연구 결과가 있고 섭취량이 2% 늘어나면 심장 관련 질환의 발생이 20% 이상 늘어난다고 한다.

혈관의 내벽에서 산화질소가 만들어진다. 산화질소는 일산화질소nitric oxide의 다른 이름으로 질소와 산소 화합물이다. 상온에서는 무색 기체이다. 자동차 배기가스에도 있으며 오염 물질이다. 그러나 체내에서는 강력한 신경전달 물질로 작용한다. 산화질소는 혈관 근육을 이완시키는 효소를 활성화시켜 혈관을 확장시킨다. 혈압을 조절해 고혈압을 예방한다. 산화질소는 혈액 순환을 잘되게 하며 심혈관 건강을 지켜준다. 동맥의 내피가 손상되면 산화질소가 잘 생성되지 못한다. 나이가 들수록 혈관 내피 세포의 손상으로 인해 산화질소 생산이 감소한다. 심혈관 질환에 노출되기 쉽다.

1998년 미국의 무이스 이그나로 박사 외 2명은 산화질소 성분과 혈관 건강과의 상관관계에 대한 연구로 노벨생리의학상을 수상했다. 산화질소는 단일물질로는 제일 많은 연구 논문인 17만 편이 넘는 논문이 있다 한다. 전체 세포에 영양분을 전달하는 물질로 작용한다. 혈액의 지방 찌꺼기와 독소를 청소한다.

혈관 내에 산화질소가 있으면 혈액 흐름이 좋다. 심혈관 질환의 원인이 되는 혈전을 막아준다. 혈관 확장제 역할을 하며 혈관질환 예방에 도움 되는 생물학적 물질이다.

녹색 채소의 질산염은 입안의 박테리아에 의해 유익한 아질산염으로 변한다. 아질산염이 위산과 만나면 인체에 유익한 산화질소가 된다. 색깔이 진한 녹색 채소에 많으며 질산염이 체내에서 산화질소로 변한다. 뿌리채소인 비트도 좋다. 단백질인 L-아르기닌과 오메가-3도 체내에서 산화질소로 변한다. 운동도 산화질소 생산에 도움이 된다. 햄과 소시지에 들어있는 아질산염은 니트로사민 같은 발암성 N-니트로소 화합물을 만든다. 채소에는 몸에 유해한 니트로사민 생성을 방해하는 항산화제가 있다. 이 항산화제의 도움으로 유익한 산화질소가 만들어진다.

산소와 영양소를 배달하는 혈액은 심장의 펌프질한 압력으로 순환한다. 혈관은 얇고 탄력이 있어야 하는데 딱딱해지는 동맥경화증이 생기거나 혈관이 좁아지면 혈압을 높여야 한다. 트랜스지방은 LDL-콜레스테롤과 중성지방으로 쉽게 바뀐다. 혈관 내막에서 생성되는 산화질소가 동맥을 이완시킨다. 혈류를 향상시키고 혈압을 조절해 혈관의 건강을 지켜준다. 산화질소 생성은 나이가 들수록 감소한다. 산화질소는 질산염이 많은 녹색 채소에 많다. 혈관건강을 도와주는 산화질소를 만드는 비타민,

미네랄, 파이토케미컬 성분이 많은 채소·과일을 먹으면 도움된다.

마늘은 인체에 유익한 기능이 슈퍼 푸드 중 최고일 만큼 효능을 인정받고 있다. 마늘의 알리신이라는 유황 화합물은 동맥경화, 고혈압 등 혈관 건강에 도움이 된다. 활성산소 제거, 항균 및 살균 기능을 하며 콜레스테롤 수치 정상화에도 도움이 된다.

Helpful
Tips

혈관건강에 도움을 주는 마늘은 동의보감에서도 "성질이 따뜻하고… 종기를 제거하며…나쁜 기운을 없앤다"라고 기록되어 있다. 2002년 타임지가 선정한 세계10대 슈퍼푸드에 마늘이 선정되었다. 지금까지 알려진 40여 종의 항암식품들을 피라미드형으로 배치한다면 마늘이 최정상의 자리를 차지할 만큼 강력한 항암 능력이 있다고 한다. 농촌진흥청 홈페이지에도 마늘은 '우리 몸의 혈관 청소부'로 소개되어 있다. 피로회복, 동맥경화, 고혈압, 당뇨개선, 고혈압 예빙뿐 아니라 항암효과도 있다.

마늘이 슈퍼푸드로 주목받는 이유는 알리신 때문이다. 마늘의 대표적인 유황화합물인 알린이알리신으로 변한다. 알리신 외에도 다양한 유황화합물이 강력한 항산화 성분으로 유해한 활성산소를 제거한다. 항암성분이 있는 미네랄인 셀레늄과 게르마늄도 살균, 항균 기능을 돕는다. 소화를 돕고 면역력을 높인다.[14] 혈관의 콜레스테롤 수치를 낮춘다. 알리신은 항피로비타민으로 불리는 비타민B1 티아민의 인체내 흡수율을 높여준다. 비타민B1이 알리신과 결합하면 알리티아민으로 변해 흡수율이 20배 이상 높아진다. 피로회복, 정력증강에 도움이 된다.

알리신은 여러 성분과 쉽게 결합하는 성질이 있다. 마늘껍질바로 밑에 있는 알리나제 효소가 몸에 좋은 알리신을 만든다. 생마늘을 그대로 먹거나 찧거나 다지는 것은 좋다. 조직이 상하는 순간 껍질 밑에있는 알리나아제 성분이 극대화된다. 마늘을 굽거나 익히면 효소가 열에 파괴되어 냄새가 안 난다. 생마늘의 경우 하루 한 쪽 정도 꾸준히 먹는 것이 좋다. 생마늘의 강한 향이 부담스러우면 좀 더 많은 양을 굽거나 익혀서 먹어도 좋다.

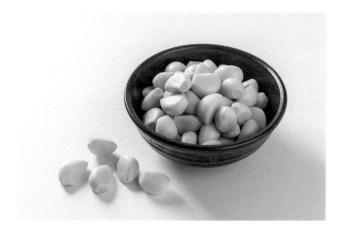

당뇨병 예방 : 섬유질 풍부한 채소·과일의 효과

인체는 항상성 유지라는 생물학적 원리로 작동되는 유기체이다. 살이 찌거나 빠지면 반대 방향으로 변화를 유도하여 원래의 상태로 돌아가려는 성질이 있다. 음식을 먹으면 당이 흡수되어 혈당이 높아진다. 당장 에너지원으로 쓸 수 있는 포도당 외에는 글리코겐과 지방으로 저장한다. 간과 근육에 저장 가능한 글리코겐의 양1kg 내외은 한정적이므로 넓은 저장공간인 지방에 저장한다. 인체는 음식으로 유입되는 포도당이 있을 땐 포도당을 먼저 태운다. 포도당이 세포 내로 들어가 연료로 쓰이므로 혈당이 내려간다. 유입되는 포도당이 없을 땐 지방을 에너지원으로 쓸 수 있지만 포도당과 지방을 동시에 태울 수는 없다.

음식을 먹지 않으면 지방을 연료로 사용한다. 어떤 연료를 태울 것인지는 인슐린이 결정한다. 음식을 계속 먹어 인슐린 수치가 지속적으로 높으면 인체는 지방을 태울 수 없다. 지방으로 저장하라는 신호만 받을 뿐 지방을 태우라는 신호는 없기 때문이다. 지방을 태우려면 첫째, 인슐린의 농도가 낮아야 하고 둘째,

채소과일식의 정석

저장된 글리코겐이 대부분 없어져야 한다. 하지만 둘 다 쉽지 않다. 잦아진 식사 횟수로 인슐린 농도가 잘 떨어지지 않는다. 저장된 글리코겐이 거의 연소되면 몸은 불안정해져 배고프다는 신호를 계속 보낸다. 먹게 만든다.

인슐린 수치가 높으면 지방을 계속 만들라는 메시지만 받는다. 혈당과 인슐린 농도가 계속 높은 상태로 유지되면 인슐린 저항성이 생긴다. 살을 빼기 위해 섭취하는 칼로리를 줄이면 처음에는 살이 빠진다. 그러나 인슐린 저항성이 있으면 지방에 접근할 수 없다. 몸은 지방을 태울 수 없으므로 다른 선택지, 즉 기초 대사량을 떨어뜨린다. 지방은 사용할 수 없고 줄어든 칼로리로 생활해야 하므로 에너지 소비를 줄이는 수밖에 없다.

칼로리가 적게 들어오면 소비하는 열량도 그에 맞춰 낮아진다. 살이 계속 빠지지 않고 정체기가 온다. 정체기가 지나고 요요가 오면 예전과 같은 칼로리를 섭취해도 체중은 늘어난다. 그것도 지방으로 늘어난다. 게다가 한번 떨어진 기초 대사량을 올리기는 어렵다. 건강이 나빠진다. 기초 대사량이 떨어지면 몸의 전체적인 기능이 떨어져 힘들어진다. 체중 감량 후에는 신진대사가 느려지고 배가 더 고픈 이유이다.

혈당지수 GI란 음식을 섭취한 뒤 포도당의 흡수 속도를 반영하여 혈당이 상승하는 속도를 나타낸 수치이다. 혈당지수 100

이 부여된 포도당과 비교하여 0~100까지 상대적인 수치가 부여된다. 55 이하면 당지수가 낮고 70 이상은 당지수가 높은 음식이다. 당지수가 낮은 식품일수록 식후 당질의 흡수 속도가 낮다. 식후 혈당 변화가 적다. 당지수가 낮은 음식은 혈당을 천천히 올린다. 혈당 부하 지수란 당지수에 우리가 실제로 먹는 양을 고려해 만든 지수이다. 한 번에 먹는 탄수화물 양이 많으면 혈당 부하가 높은 식품이 된다. 쌀밥은 한 번에 탄수화물을 많이 먹으므로 고혈당 부하 식품이 된다.

혈당지수GI 개념을 수립하고 발전시켜온 호주 시드니대학교에서 2007년에 인슐린지수FoodInsulinIndex를 개발하였다.[15] 혈당GI 지수만으로 음식이 우리 몸의 대사에 끼치는 영향을 다 설명할 수가 없어 인슐린 지수가 생겼다. 인슐린 지수는 지방을 저장하는 인슐린 호르몬의 수치 변화를 관찰하여 만든 새로운 식품 지수이다. GI 지수는 혈액 속 포도당만을 대상으로 한다. 당지수가 낮아도 인슐린 분비가 많아 살이 찌는 음식이 있는가 하면 반대의 경우도 있다. 당지수는 높아도 인슐린 지수는 낮은 음식도 있다. 많은 식품과 건강의 상관관계에 좀 더 유의미한 변화를 추적할 수 있는 지수가 필요해 탄생한 것이다. 인슐린 시수는 음식을 먹고 나서 변화되는 2시간 동안의 혈중 인슐린 수치를 측정한 것이다. 흰빵을 100으로 잡고 혈중 인슐린 농도를 0~100으로 나타낸 수치이다.

채소과일식의 정석

인슐린은 포도당 외에도 다른 여러 식품에 의해 자극되고 분비될 수 있다. GI가 같아도 인슐린 분비는 다르다. GI 지수와 인슐린 지수가 동시에 둘 다 높거나 낮을 수 있다. 인슐린은 포도당에 의해 큰 영향을 받으므로 당지수가 높은 식품이 대체로 인슐린 지수가 높은 건 사실이다. 당지수는 낮아도 인슐린 지수가 높은 음식이 있다. 당지수가 낮은 동물성 단백질 식품, 유청, 인공감미료 등도 인슐린 분비를 촉진한다. 우유 단백질은 혈당 반응은 낮지만 인슐린 반응은 높은 식품이다.

인슐린은 동화 작용을 담당하는 호르몬이다. 동화 작용이란 작은 분자를 이용해서 큰 분자를 만드는 것이다. 단당류를 다당류로, 아미노산을 단백질로, 지방산을 지방으로 만든다. 반대로 큰 분자인 다당류를 단당류로, 단백질을 아미노산으로 지질을 지방산으로 작은 단위로 분해하는 호르몬을 이화 호르몬이라 한다. 동화 호르몬인 인슐린이 많이 분비될 때는 분해보다는 합성이 주로 일어난다. 이화작용을 하는 호르몬은 코티솔, 글루카곤, 아드레날린, 카테롤아민 등이 있다.

우리가 당분을 먹으면 소장에서 혈류로 흡수된다. 혈류에서 세포로 이동한다. 이때 인슐린이 포도당을 세포로 밀어 넣는다. 포도당은 중요한 영양소이지만 혈액 속에 있으면 안 된다. 혈관을 망가뜨리고 만성피로, 당뇨병을 일으키는 원인이 된다. 인슐린 호르몬은 혈액 속 포도당을 세포 속으로 밀어 넣음으로써 혈당을 낮추는 역할을 한다. 근육이나 지방세포 등 몸 구석구석 신호 물질로 작용하여 포도당을 흡수하도록 한다. 혈당을 떨어뜨린다. 세포 속으로 들어간 포도당은 미토콘드리아에서 세포호흡을 통해 에너지인 ATP를 생산한다. 작업이 끝나면 인슐린 분비는 원래 수준으로 감소한다.

몸 안의 세포들이 인슐린에 저항하는 상태를 인슐린 저항성이 생겼다 한다. 세포막의 수용체가 당을 받아들이지 않아 혈당이 떨어지지 않는 상태이다. 인슐린 호르몬의 농도가 일시적으로 높아지는 것만으로 저항성이 발달하지 않는다. 지속적으로 과도하게 높은 혈당 상태가 되어야 생긴다. 혈액 속에 당과 인슐린이 동시에 많이 있어야 한다. 저항성이 생기면 당이 세포 안으로 들어갈 수가 없어 간이나 지방조직에 쌓이기 시작한다. 혈당이 높아지며 혈액 속의 중성지방과 콜레스테롤 수치도 높아진다. 혈관 건강이 나빠지고 혈압도 상승한다.

비만의 원인은 빈번한 식사수기, 단순당, 정제탄수화물, 식이섬유 부족, 스트레스, 설탕, 수면 부족, 유전적 요인 등 다양하다. 게다가 수년에 걸쳐서 발생하는 시간 관련된 질병이다. 원인은 저마다 다르고 다면적이지만 직접적인 원인은 몸속에서 인슐린 농도가 높아지는 것이다.

　　　　　　　　　　　채소과일식의 정석

인슐린 호르몬은 식사를 할 때 잉여의 포도당을 지방으로 전환한다. 지방을 만드는 호르몬이므로 필요할 때만 분비되었다 금방 사라지는 것이 좋다. 인슐린의 반감기는 수분에 불과하므로 지속적으로 분비를 촉진하면 췌장에 부담을 준다. 비만인 경우 몸은 저장 연료인 지방을 에너지원으로 사용할 수 있지만 인슐린이 혈중에 있으면 안 된다. 태울 연료를 결정하는 것은 인슐린이다. 인체는 포도당과 지방, 둘 다 태울 수 있지만 동시에 태울 수는 없다. 유입되는 포도당이 없어 인슐린 농도가 떨어지면 지방이 연소된다. 혈중에 인슐린이 긴 시간 높은 농도로 있으면 인슐린 저항성이 생긴다. 잦은 식사 빈도와 정제된 가공식품 위주의 먹거리가 인슐린 저항성의 원인이다. 인슐린 호르몬을 비롯해 몸속 내분비 물질의 분비를 지속적으로 자극하는 것은 건강에 심각한 해를 준다.

혈당 조절의 함정 : 정제 곡물과 단순당의 위험

인체의 세포는 자신이 사용할 수 있는 포도당의 양보다 더 많은 양은 받지 않는다. 과잉의 영양소가 들어오면 세포 내의 환경이 나빠지기 때문에 못 들어오게 막는다. 세포 내 소기관인 미토콘드리아에서 포도당을 이용하여 에너지 생산을 한다.

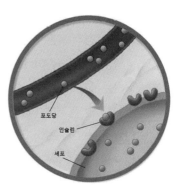

〈세포에 포도당을 배달하는 인슐린〉

적정량 이상의 포도당이 들어오면 세포막에 있는 인슐린 수용체가 포도당을 받아들이지 않는다. 들어가지 못한 포도당은 세포 밖에 쌓인다. 세포 속으로 들어가지 못한 포도당은 혈액과 세포 사이 간질에 쌓인다. 혈당을 올리는 등 여러 문제가 생긴다.

인슐린 호르몬이 당을 세포 속으로 밀어 넣기 위해 세포막의 수용체를 계속 자극한다. 결국 세포는 인슐린 호르몬 신호를 완전히 차단해 버린다. 세포는 당을 공급받지 못해 영양 부족에 시달린다. 세포로 들어가지 못한 당은 혈액 속에 과도하게 높아진다. 높아진 혈당은 다시 췌장 베타세포의 글루트 수용체를 자극하여 더 많은 인슐린을 만들어 낸다. 악순환이 계속되면 췌장의 베타세포도 지쳐서 더 이상 인슐린을 만들어 내지 못한다. 결국엔 인슐린 생산을 못 하는 심각한 상태에 다다르고 당뇨병으로 이환된다. 당뇨병은 인체의 신진대사가 원활히 이뤄지지 못해 생기는 대사질환이다.

세포 안으로 포도당을 밀어 넣는 인슐린 호르몬을 열쇠에 비유할 수 있다. 세포막에 있는 인슐린 수용체를 자물쇠에 비유할 수 있다. 인슐린이 포도당을 세포막까지 배달해 간다. 열쇠와 자물쇠의 결합이 제대로 되면 수용체의 문이 열리고 포도당은 질서정연하게 세포 속으로 들어간다. 결합이 불량하면 문이 제

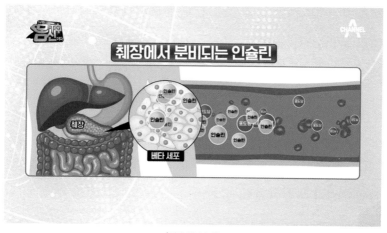

〈인슐린 분비〉

대로 열리지 않아 훨씬 적은 수의 포도당만 세포 안으로 들어갈 뿐이다. 세포는 내부로 유입되는 당의 양이 크게 줄었음을 감지하고 더 많이 요구한다. 인체는 췌장의 글루트 수용체를 자극해 추가로 더 만들어 낸다. 불량한 결합 상태가 해결된 건 아니지만 인슐린의 양이 늘어났으므로 세포로 유입되는 포도당 양은 정상치에 가까워진다.

인슐린의 농도를 높여야만 정상치의 포도당을 세포 속으로 밀어 넣을 수 있다면 인슐린 저항성이 생긴 것이다. 민감성이 떨어진 것이다. 민감성이 떨어졌다는 것은 수용체가 감지하는 능력이 떨어져 문이 제대로 열리지 않는 것이다. 저항성이 생기는 건 당뇨병이 발생하는 첫 단계이므로 인슐린 민감성을 키워야 한다. 혈중에 포도당이 많은데 인슐린 호르몬과 세포막의 수용체 결합이 제대로 되지 않아서 세포 안으로 들어갈 수 없다. 인슐린이 문제일까? 수용체가 문제일까? 인슐린은 뚱뚱한 사람이나 마른 사람이나 똑같다. 성분도 분자구조도 같다. 자물쇠 역할을 하는 수용체의 문제로 봐야 한다.

저항한다는 것은 자극이 지속적으로 높을 때 일어나는 현상이다. 호르몬 농도가 높아야 하고 자극이 지속되어야 한다. 소화과정에서 인슐린이 다량 분비되기는 하지만 일시적이어서 저항성이 생기지 않는다. 과도한 인슐린에 장기간 노출되면 인슐

채소과일식의 정석

린 저항성이 생긴다. 저항성이 생기면 포도당이 세포 속으로 들어가지 못해 지방으로 바뀐다. 과도한 인슐린 분비가 인슐린 저항성의 원인이다. 세포는 에너지가 없어 굶주리게 된다. 과도한 알코올이 내성을 가져오는 것처럼 과도한 인슐린은 저항성을 불러온다.

인슐린은 작은 분자를 큰 분자로 만드는 합성 과정에 관여하는 동화 호르몬이다. 작은 분자인 '지방산'을 큰 분자인 '지방'으로 만드는 동화 작용을 한다. 인체에 지방을 축적하는 호르몬이다. 인슐린 농도가 높으면 같은 양의 탄수화물을 먹어도 지방을 더 많이 저장하는 몸이 된다. 지방은 다시 인슐린 저항성을 일으키며 악순환이 반복된다. 같은 음식을 먹어도 저항성이 없는 사람보다 살이 더 찌게 된다. 인슐린은 혈당, 혈압을 지속적으로 높인다. 당뇨와 비만 모두 인슐린이 과도하게 나올 때 생기는 병이다. 많이 분비될수록 체중이 늘어나는 상관관계가 있다.

식이섬유가 인슐린 농도를 높아지지 않게 막을 수 있다. 비만과 당뇨환자 모두 혈당이 높은 음식을 먹더라도 섬유질이 많은 형태로 먹으면 도움이 되는 것으로 알려져 있다. 자연에 존재하는 모든 탄수화물 음식은 꿀을 제외하고는 모두 식이섬유가 들어있다. 탄수화물 음식을 먹을 때는 섬유질도 같이 먹으라는 뜻일 것이다. 섬유질이 풍부한 복합 탄수화물 식품인지 섬유질이 갈려 나간 단순당 위주의 당질인지에 따라 혈당의 상승 속도가 다르다. 복합 탄수화물은 단당류로 분해되는 과정이 있어 소장에서 천천히 흡수된다. 혈당을 천천히 올린다.

가당 음료는 10분이면 흡수된다. 사과를 원물로 먹을 때보다 주스 형태로 먹을 때 혈당이 빠른 속도로 급격히 상승한다. 곱게 갈릴수록 식이섬유가 더 많이 사라져 혈당과 인슐린 분비량도 가파른 곡선으로 올라간다. 원물로 사과를 먹었을 때는 흡수가 된 후 혈당이 먹기 전 공복 시보다 더 내려가진 않는다. 알갱이가 덜 남아 있고 곱게 갈릴수록 혈당 곡선이 가파르게 올라갔다 떨어지는 경향은 더 강하다. 비타민 미네랄 등 미량 영양소가 많으면 설사 포도당이 과잉 공급되더라도 미토콘드리아에서 태울 수 있다. 미량 영양소가 부족하면 열로 태울 수 없다.

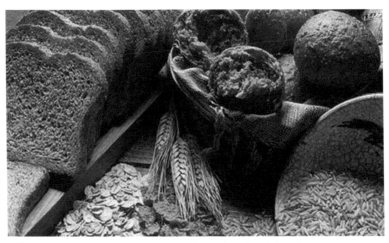

정제 곡물보다는 자연의 원물 상태로 먹는 것이 좋다.

채소과일식의 정석

아침에 정제된 탄수화물로 만든 시리얼이나 빵 주스 등을 먹으면 하루 종일 군것질하게 된다. 급격히 올라간 인슐린 호르몬이 가파르게 떨어지기 때문이다. 어떤 영양소를 얼마나 많이 먹느냐 보다 가공하지 않은 상태로 먹는 것이 더 중요하다. 정제·가공된 음식은 곡물을 가루로 만든 후 물을 부어 다시 형태를 만든다. 가루로 만들면 껍질에 싸여서 보호받고 있던 많은 영양소가 변질된다. 소화·흡수가 빨라 혈당이 급격히 분비되며 몸의 내분비 물질들이 불안정해진다. 우리 몸은 곡물을 가루가 아닌 알갱이 형태로 먹으며 적응해 왔다.

"허기가 지속될 뿐 아니라 더 달고 맛있는 음식을 계속 찾는 당이 당기는 몸을 만들 수도 있고, (중략) 혈당 수치를 점선 아래로 유지하면 총 칼로리가 웬만큼 많아도 사람과 동물의 몸은 그 과잉 에너지를 태워버린다"라고 『당신도 느리게 나이 들 수 있습니다』의 정희원 저자는 말한다. 대사 과정이 정상인 건강한 몸은 과잉의 열량이 들어오면 다양한 방식으로 에너지를 태워버린다. 아침엔 빵이나 시리얼, 점심엔 피자나 짜장면, 저녁엔 볶음밥이나 튀긴 통닭을 먹는다면 비타민이나 미네랄을 섭취할 기회가 없다. 정제된 곡물 위주의 식단이다. 이런 식습관은 인슐린 저항성을 유발하기 쉽다.

잦은 식사 빈도도 저항성을 높인다. 미국에서 수만 명을 대상으로 한 조사에 의하면 1977년에는 하루에 세 끼를 먹었다.

2003년에는 하루에 간식을 포함해 5~6번씩 음식을 먹는 것으로 나타났다. 원래 공복기에는 인슐린 농도가 낮다. 그러나 잦아진 식사 횟수로 소화가 끝날 무렵에 또 음식이 들어가 인슐린은 계속 분비된다. 혈당이 떨어질 시간이 없다. 아침에 인슐린 수치가 떨어진 상태로 하루를 시작하는 게 아니고 높아진 상태로 시작할 때도 많다. 잦은 식사 횟수와 단순당 위주의 당질 음식은 인슐린 분비를 자극하는 조건이다.

인체의 거의 모든 세포는 포도당을 에너지로 이용한다. 설탕은 포도당과 과당이 반반이다. 과당을 에너지로 사용하는 세포는 없다. 가공 식품에 들어가는 고농도 액상과당은 지방을 만든다. 포도당은 에너지로 사용되나 농축된 과당은 비만과 지방간의 원인이 된다. 지질대사에 영향을 주어 심혈관계 질병의 원인이 된다. 그런 면에서 설탕보다 농축된 과당이 더 나쁘다. 예전엔 지방간의 원인이 대부분 알코올성이었으나 근래는 비알코올성 지방간의 비율이 점차 높아지는 추세이다.

자연에서 난 과일의 형태로 먹을 때 과당의 농도는 높지 않다. 가공음식에 들어가는 고과당 옥수수시럽과 천연과당의 차이는 성분과 농도에 있다. 천연 당보다 가공식품의 당은 고도로 농축되어 있다. 수박 100g에는 과당이 2.7g 들어있다. 수박 500g을 먹어야 과당 13.5g 이다. 반면 콜라 500ml에 설탕은 60g이 들어있다. 설탕은 포도당과 과당이 반반이므로 30g이 과당이다. 100g당 과당 함유량은 오렌지 2.0g, 바나나 2.98g, 망고 3.8g 정도이다. 가당음료의 고과당 액상시럽은 설탕처럼 자연 유래이긴 하지만 수많은 공정을 거치기에 초가공식품으로 봐야한다.

미 당뇨협회는 당뇨환자들에게 정제된 과당을 요리의 재료로 사용하는건 권장하지 않는다. 그러나 과일·채소 등 자연적으로 섭취하는 과당을 피할 이유는 전혀 없다는 사실을 확실히 했다. 과일은 천연당 외에도 당의 흡수속도에 좋은 영향을 주는 식이섬유와 신진대사에 좋은 영향을 주는 미량영양소가 많기 때문이다. 지난 수십 년간 한국인들의 주식인 쌀 소비량은 급격히감소했다. 반면 설탕은 10kg1983년에서 27.9kg2021년로 크게 늘어났다. 비슷한 시기 인슐린 저항성과 관련있는 질병 또한 많이 증가했다. 원인은 늘 먹어오던 전분질의 복합 탄수화물 식품보다는 정제 가공식품, 설탕과 고과당 시럽이다.

배고프지 않으면 안 먹으면 된다. 몸은 항상성이 있어 건강한 사람의 혈당지수는 크게 바뀌지 않는다. 같은 양의 식사를 하더라도 자주 먹으면 인슐린이 장시간 나와 있으므로 횟수를 줄이는 간헐적 단식이 좋다. 잦은 식사는 혈액 속의 포도당과 인슐린 농도를 동시에 높인다. 인슐린 저항성이 생김으로써 각종 대사 관련 질환이 시작된다.

늦은 시간에 식사를 하면 체중이 늘어나 있다. 경험적 직관적으로 알고 있다. 같은 양의 음식을 섭취해도 저녁에 많이 먹는 그룹이 인슐린 수치가 더 높게 나왔다는 실험이 있다. 체중 감량에 도움이 되는 호르몬 분비가 안 되어 더 많은 인슐린을 만들고 악순환이 계속된다. 살을 빼려면 인슐린 농도가 낮아야 한다. 그래야 지방을 태운다. 가공하지 않은 원물 위주의 식사는 몸의 호르몬 분비를 교란시키지 않고 안정시켜 몸과 마음을 평화롭게 만든다.

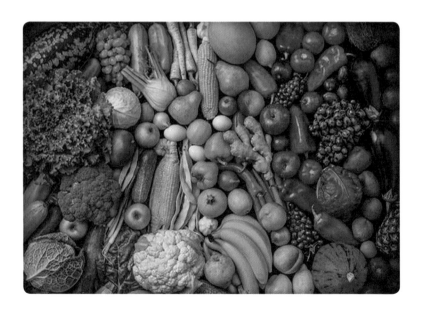

채소과일식의 정석

인공감미료의 함정 : 혈당은 낮아도 인슐린은 높인다

인공감미료란 천연의 재료가 아닌 공장에서 만들어진 단맛을 내는 물질이다. 화학구조에 당이 없어 열량을 내지 않는다. 아스파탐은 설탕의 200배 단맛을 가진 인공감미료이다. 대체당 중에 설탕과 가장 비슷한 맛이 난다. 칼로리는 0에 가까워 체중을 줄이고 싶은 사람들의 관심이 높다. 혈당 수치에 영향 주지 않아 당뇨 환자들의 관심도 높다. 저칼로리 식품과 제로칼로리 음료에 많이 사용된다. 아스파탐은 소화과정에서 페닐알라닌과 아스파르트산 그리고 메탄올로 분해된다. 메탄올은 분해되면 발암물질인 포름알데히드가 생긴다.

원재료가 공장에서 화학적으로 만들어지는 합성 감미료는 아스파탐, 사카린, 수크랄로스, 아세설팜칼륨 등이 있다. 아스파탐과 아세설팜칼륨은 설탕의 200배 단맛, 수크랄로스는 600배의 단맛을 가지고 있다. 미국 FDA에 보고된 식품 관련 부작용 중 아스파탐에 의한 경우가 압도적으로 많다. 아스파탐의 소화·

분해 과정에서 나오는 메탄올은 유독물질이다. 많이 먹으면 독성 물질을 해독하는 간과 신장이 망가진다. 수크랄로스는 두통, 설사, 위장 손상 등의 부작용과 관련성이 보고되고 있으며 장내 미생물 균형을 무너뜨린다.

2023년 7월 WHO 산하 국제암연구소IARC는 아스파탐을 인체 발암 가능 물질 2B군으로 분류했다. 아스파탐이 들어있는 가공식품은 기분을 들뜨게 하고 많이 먹게 만든다. 아스파탐이나 사카린은 뇌의 시상하부에 작용하여 신경 조직을 파괴한다. 실험실에서 만들어지는 화학물질인데 단맛이 난다는 이유로 식품에 들어간다. 달고 짠 간식에 많이 사용된다. 인공감미료 같은 화학 첨가제를 쓰면 생산 비용이 대폭 줄어든다. 설탕을 줄이는 건 좋지만 설탕 대신 유해성이 의심되는 화학물질로 대체하는 것은 좋은 생각은 아니다. 몸에 좋은 식품 첨가제는 없다.

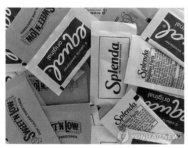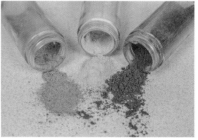

안정성에 문제가 있는 인공감미료

인공감미료에 대한 안정성이 문제가 되자 천연 재료를 찾기 위한 움직임이 생겼다. 남미 지역에서 자라는 용설란 수액으로 만드는 아가베 시럽이 있다. 설탕보다 300배 단맛을 가진 스테비아도 식물에서 추출한다. 단풍나무 수액은 메이플 시럽이 된다. 아가베 시럽, 메이플 시럽, 스테비아 등도 시럽으로 만들기 위해 효소 처리하면 원래 성분은 거의 파괴된다. 단백질이나 지방, 그 외 대부분의 영양소도 사라지고 정제된 탄수화물인 당질만 남을 뿐이고 고도의 가공 과정을 거치므로 몸 속에서 설탕과 별반 차이가 없다.

설탕은 사탕수수나 사탕무를 잘게 쪼개 주스 형태로 만든 후 많은 정제 과정을 거친다. 정제 과정에서 대부분의 영양소가 파괴된다. 설탕같이 고도로 정제되어 순수한 당질만 남은 음식을 먹게 되면 몸은 중화시키기 위해 건강한 세포에서 미네랄을 뽑아온다. 알칼리성 미네랄인 칼슘 등을 뽑아 중화시키기에 뼈와 치아를 망가뜨린다. 유해한 설탕을 중화시키는 과정에서 노화 주범인 활성산소도 발생한다. 설탕은 포도당과 과당이 반반씩 결합되어 있다. 정제된 당을 중화시키기 위해 우리 몸은 다량의 미네랄과 비타민을 소비해야 한다. 정제된 설탕은 거의 모든 종류의 음료와 시리얼, 과자 등에 들어간다.

액상과당은 음료수, 아이스크림, 패스트푸드, 각종 양념류 등 대부분의 가공식품에 사용된다. 커피에 첨가해 넣는 시럽으로도 사용된다. 과당은 포도당보다 포만감을 못 느껴 과식을 유도해 살이 찌기 쉽다. 액체라 빨리 흡수되어 지방간과 복부비만의 위험이 있다. 인공감미료는 혈당 반응을 일으키진 않지만 인슐린 반응은 나타난다. 인공감미료 음료와 체중과의 상관관계에 대한 연구결과는 자금을 대는 주체에 따라 결과가 다르게 나온다. 독자적으로 자금을 마련해 의뢰한 연구결과는 가당음료와 체중증가가 밀접한 관련이 있다고 한다.

WHO는 2023년 5월 비당류 감미료는 체중조절에 장기적인 효과가 없다고 한다. 대체당에 대한 수백 건의 연구결과를 검토한 결과 당뇨나 심장병의 위험에 노출될 수 있다고 발표했다. 인공감미료로는 아세설팜 칼륨, 아스파탐, 사카린, 수크랄로스, 스테비아 등을 포함시켰다. 2020년 미국 일리노이대학의 연구에 의하면 칼로리가 없는 인공감미료를 단순히 맛보기만 한 것도 혈당과 인슐린 수치에 영향을 미칠 수 있다고 한다. 수크랄로스를 마시지는 않고 단순히 맛보기만 해도 인슐린 농도를 22%까지 높일 수 있었다.

단맛은 나지만 열량이 없는 인공감미료는 포도당처럼 뇌의 보상회로를 완전하게 작동시키지 못한다. 뇌는 열량이 없는 단맛을 느끼면 불완전 보상이 주어졌다고 느끼고 더 많은 보상을 원한다. 단 음식을 갈망하고 과식하게 된다. 몸의 대사 작용을 교란시킨다. 우리 몸의 DNA에는 인공감미료를 어떻게 소화·흡수하고 배출해야 하는지에 대한 정보가 입력되어 있지 않다.

무설탕 인공감미료 음료는 혈당은 안 올려도 인슐린 반응은 일으킨다. 아스파탐과 스테비아도 혈당은 거의 올리지 않지만 인슐린 수치는 설탕보다 훨씬 더 높인다. 혈당 반응이 낮더라도 인슐린 반응성까지 같이 낮아지지는 않는다. 인슐린이 지방을 저장하는 호르몬이며 살을 찌게 만드는 주범이다. 비만과 대사성 질환을 예방하기 위해서 화학물질인 인공감미료로 대체하는 것은 도움이 되지 않는다.

시중에 팔리는 스테비아 토마토가 있다. 단맛이 강하게 나는 토마토이며 일반 토마토보다 비싸다. 개량 품종으로 만들어진 새로운 종류가 아니다. 일반 토마토에 비당류 감미료인 스테비아를 주입시켜 만드는 '과채 가공품'이다. '신선식품'이 아니다. 스테비아 농법으로 재배한 토마토는 단맛이 높지 않아 스테비아 공법으로 많이 만들어진다. 스테비아 용액에 토마토를 담가 삼투압의 원리로 단맛이 배게 하는 과정을 거친다. 유통기한이 짧고 빨리 무른다. 맛도 달긴 한데 자연의 단맛과는 다르게 인공적이며 강한 느낌이 있다.

'제로칼로리의 배신', '제로슈가의 거짓말' 등의 제목인 기사가 눈에 띈다. 무설탕, 무칼로리 음료를 먹고 살이 빠지고 건강해지기를 바랐는데 그렇지 않다는 연구 결과를 보도한 기사들이다. 칼로리도 없고 설탕도 없는 인공감미료가 몸에 좋다면 섭취하는 열량과 설탕이 줄어 날씬하고 건강해져야 한다. 다이어트 음료는 많이 팔리는데 비만은 해결되지 않고 있다. 화학물질을 단맛이 난다는 이유로 음식에 첨가하는 것이 좋은 것은 아니다. 인공감미료는 음식으로서 가치가 없다.

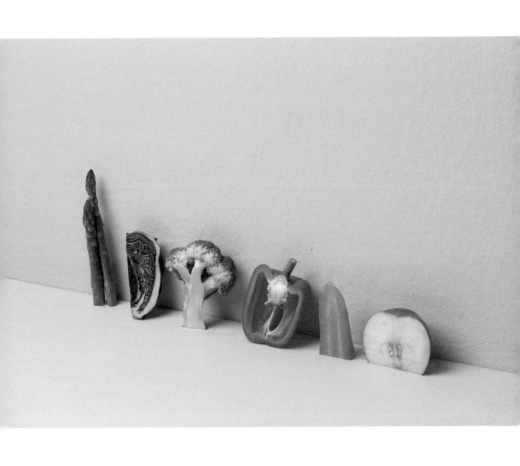

필자의 주방 수납공간에는 일회용 플라스틱 용기와 비닐 등
이 가득하다. 한 번 쓰고 버리기 아까워 모아둔 것이다. 생태계
에 오래 잔류되는 유기 오염물질이라 배출하기가 마음이 많이
불편하다. 토양과 바다에 녹아든 플라스틱 조각은 먹이 사슬을
통해 농축된 상태로 결국 우리가 먹게 된다. 식품을 싸는 포장
지도 쓰레기로 버려져 환경을 오염시킨다. 쓰레기를 태우면 온
실가스가 나와 공해가 된다.

적지 않은 나이 60이 되었지만 요즘 식생활은 큰 변화가 느
껴진다. 음식=칼로리로 대입되다 보니 어떤 음식이 좋은 건지
에 대한 개념조차 없다. 칼로리가 낮으면 좋은 음식이 아닐까
하고 막연하게 생각하고 있다. 칼로리 때문에 살이 찌는 것이라
고 한다. 실체가 없는 칼로리에 나쁜 것은 다 뒤집어 씌운다. 살
을 빼려면 먹으라고 정해준 것을 먹는다. 우리 몸이 본연적으로
원하는 음식이 무엇인지 모른다.

몸의 소리는 이런저런 이미지와 마케팅에 가려져 있다. 식품

회사는 최소의 비용으로 최대의 이윤을 추구하는 기업이다. 사과 등 과일 원물 자체는 부가가치를 낼 수 없기에 기업에는 매력 없는 상품이다. 사과 하나에 여러 가지 방법으로 부가가치를 덧붙이면 수십만 원에 팔 수도 있다. 그러나 우리 몸의 DNA에는 가공식품 속 첨가물을 소화 흡수할 정보는 입력되어 있지 않다. 독소를 남길 뿐이다. 살이 찌는 나쁜 음식이다.

음식의 실체를 보자. 과자와 식빵, 크로아상, 케이크, 티라미슈 등 가공식품의 원재료는 같은데 이름이 왜 다른지 이해가 안된다. 설탕, 밀가루, 버터의 비율이 달라 입안에서 맛은 다르겠지만 몸속에서의 대사는 같다. 상품명은 현미 쌀과자라 하더라도 원재료는 대부분 수입 밀가루 내지는 옥수수 가루일 것이다. 영양 성분표보다는 원재료명을 읽어보자. 영양소는 공장에서 첨가할 수 있다.

『비만 코드』의 저자 제이슨 펑 박사도 유일하게 나쁜 음식을 고르라면 가공식품이라 한다. 우리는 자연의 일부이므로 공장에서 나온 음식을 계속 먹으면 병들게 된다. 몸은 왕성한 자연 치유력이 있어 해독할 수 있지만 먹거리의 대부분을 차지하면 안 된다. 자연과 우리 사이에 이해관계가 얽힌 집단이 많다. 가공되지 않은 영양이 가득한 자연의 원물이 우리 몸을 살린다는 사실을 꼭 기억해야 한다.

참고서적

더글라스 그라함, 『산 음식 죽은 음식』, 사이몬북스, 2020

조한경, 『환자 혁명』, 에디터, 2017

이계호·석혜원, 『태초 먹거리』, 한국분석기술연구소, 2013

하비 다이아몬드, 『나는 질병 없이 살기로 했다』, 사이몬북스, 2017

하비 다이아몬드, 『다이어트 불변의 법칙』, 사이몬북스, 초판 2007

이의철, 『조금씩 천천히 자연식물식』, 니들북, 2021

제이슨 펑, 『비만코드』, 시그마북스, 2018

제이슨 펑·지미 무어, 『독소를 비우는 몸』, 라이팅하우스, 2016

베지닥터, 『채식이 답이다』, 스토리플래너, 2011

홍윤철, 『질병의 탄생』, 사이, 2014

류은경, 『평생 병들지 않는 몸의 비밀 완전 면역』, 샘터, 2022

아베 스카사, 『인간이 만든 위대한 속임수 식품 첨가물 2』, 국일 미디어. 2016

송춘회, 『병을 치료하기 전에 먼저 몸을 치유하는 자기 주도 건강관리법』, 모아북스, 2022

로렌 코데인, 『구석기 다이어트』, 황금 물고기, 2012

존 맥두걸, 『어느 채식의사의 고백』, 사이몬북스, 2014

정희원, 『당신도 느리게 나이 들 수 있습니다』, 더퀘스트, 2023

임동규, 『내 몸이 최고의 의사다』, 에디터, 2012

황성수, 『빼지 말고 빠지게 하라』, 사이몬북스, 2019

황성수, 『현미밥 채식』, 페가수스, 2019

권용철, 『우리 몸은 아직 원시시대』, 김영사, 2017

데이비드 A. 싱클레어·매슈 D. 러플랜트, 『노화의 종말』 부키, 2020

제레드 다이아몬드, 『총,균,쇠』 문화사상사, 1998

에블린 트리볼리·엘리스 레시, 『다이어트 말고 직관적 식사』 골든어페어, 2019

우츠기 류이치, 『물로만 머리감기 놀라운 기적』, 끌레마, 2014

나구모 요시노리, 『1일 1식』, 위즈덤 하우스, 2012

배준걸, 『하루 한 끼 생채식 혁명』 김영사, 2013

와타나베 쇼, 『니시건강법』, 건강신문사, 2006

진소희, 『당신이 살찌는 이유』, 성안북스, 2021

강하라, 심채윤, 『요리를 멈추다』, 사이몬북스, 2019

비 윌슨, 『식사에 대한 생각』, 어크로스, 2020

조승우, 『건강과 다이어트를 동시에 잡는 7대3의 법칙 채소·과일식』 바이북스, 2022

켄 베리, 『의사의 거짓말』, 대성KOREA.COM, 2019

파멜라 퍼거슨, 『건강하고 싶어서 비건입니다』, 반니, 2022

다케노우치 미쓰시, 『하루 3분 기적의 지압 마사지』, 중앙생활사, 2020

미주

chapter **1**

1. 우리나라 성인 체질량지수 25 이상
   2020-38.3%
   2021-37.1%
   2022-37.2%

   출처: 질병관리청, 『국민건강영양조사』
   「2022 국민건강통계-국민건강영양조사 제9기 1차년도(2022)」, 2023
   링크: https://www.index.go.kr/unify/idx-info.do?idxCd=8021

2. 아베 스카사, 『인간이 만든 위대한 속임수 식품 첨가물 2』, 국일 미디어,
   2016, p111

chapter **2**

3. 더글라스 그라함, 『산 음식 죽은 음식』, 사이몬북스, 2020, p189

4. 미국 식생활 지침

   Vegetables and Fruits
   Three reasons support the recommendation for Americans
   to eat more vegetables and fruits. First, most vegetables and
   fruits are major contributors of a number of nutrients that are
   underconsumed in the United States, including folate, magnesium,
   potassium, dietary fiber, and vitamins A, C, and K.61 Several of

these are of public health concern for the general public (e.g., dietary fiber and potassium) or for a specific group (e.g., folic acid for women who are capable of becoming pregnant).

출처: The U.S. Departments of Agriculture (USDA) and Health and Human Services (HHS), 『Dietary Guidelines for Americans, 2010』, 「Foods and Nutrients to Increase」, 2010, p.35

첨부파일: 1.DietaryGuidelines2010

다운로드 링크:
https://health.gov/our-work/nutrition-physical-activity/dietary-guidelines/previous-dietary-guidelines/2010

5. 류은경, 『평생 병들지 않는 몸의 비밀 완전 면역』, 샘터, 2022, p154

6. 들깨에 들어 있는 오메가-3, 6의 양
   들깨, 말린 것 100g
   -오메가-3 지방산(g) : 24.78g
   -오메가-6 지방산(g) : 5.19g

   들깨, 볶은 것 100g
   -오메가-3 지방산(g) : 23.82g
   -오메가-6 지방산(g) : 4.42g

식품군	식품명	출처	오메가3 지방산	오메가6 지방산
견과류 및 종실유	들깨, 말린 것	농진청('13)	24.78	5.19
견과류 및 종실유	들깨, 볶은 것	농진청('13)	23.82	4.42
어패류 및 그 제품	은어, 양식, 내장, 생것	JAPAN('20)	5.19	4.41
어패류 및 그 제품	은어, 양식, 내장, 구운 것	JAPAN('20)	5.80	4.39

   오메가-3가 제일 많은 식물 (100g 기준)
   : 들깨, 말린 것 > 들깨, 볶은 것 > 아마씨, 볶은 것 > 호두, 말린 것
     국가표준식품성분 DB 10.2 식물-

식품군	식품명	출처	오메가3 지방산	오메가6 지방산
견과류 및 종실류	아마씨, 볶은 것	JAPAN('20)	23.50	5.6
견과류 및 종실류	들깨, 말린 것	농진청('13)	24.78	5.1
견과류 및 종실류	들깨, 볶은 것	농진청('17)	23.82	4.4
견과류 및 종실류	호두, 말린 것	농진청('14)	11.46	41.4
조미료류	겨자, 가루	농진청('13)	9.09	4.9
견과류 및 종실류	호두, 볶은 것	JAPAN('20)	8.96	41.3
유지류	혼합식물성유	JAPAN('20)	6.81	34.1
유지류	고추기름	농진청('14)	6.75	50.7
조미료류	라면스프, 짜장라면, 조미유	농진청('21)	6.08	21.4

출처: 국립농업과학원, 『국가표준식품성분 DB 10.2』, 2010

첨부: 5. 식품성분표(10개정판)

링크: https://koreanfood.rda.go.kr/kfi/fct/fctIntro/list?menuId=PS03562#

7.

Table of Contents

Abstract   834

Top 10 Take-Home Messages For Chronic Coronary Disease   836

Preamble   836

1.   Introduction   837

   1.1.   Methodology and Evidence Review   837

   1.2.   Organization of the Writing Committee   838

   1.3.   Document Review and Approval   838

   1.4.   Scope of the Guideline   838

   1.5.   Class of Recommendations and Level of Evidence   841

   1.6.   Abbreviations   842

2.   Epidemiology and General Principles   842

2023 AHA/ACC/ACCP/ASPC/NLA/PCNA Guideline for the Management of Patients With Chronic Coronary Disease: A Report of the American Heart Association/American College of Cardiology Joint Committee on Clinical Practice Guidelines 🔓 FREE ACCESS

CLINICAL PRACTICE GUIDELINE

Writing Committee Members, Marlene S. Williams, et. al.

J Am Coll Cardiol, 2023 Aug, Vol. 82, Issue No. 9, pp 833-955

2023년 미국심장협회(AHA), 미국심장학회(ACC) 등 6개 협회는 공동으로 《만성 관상동맥 환자 관리를 위한 임상실무지침위원회의 보고서》에서 의학계의 새로운 지침 발표. 해당 내용은 JACC 저널의 Abstract 바로 아래 Top 10 지침 8번째 권고 항목.

JACC ,『2023 AHA/ACC/ACCP/ASPC/NLA/PCNA Guideline for the Management of Patients With Chronic Coronary Disease: A Report of the American Heart Association/American College of Cardiology Joint Committee on Clinical Practice Guidelines, Vol. 82, Issue No. 9』, 2023 Aug

링크: https://www.jacc.org/doi/10.1016/j.jacc.2023.04.003

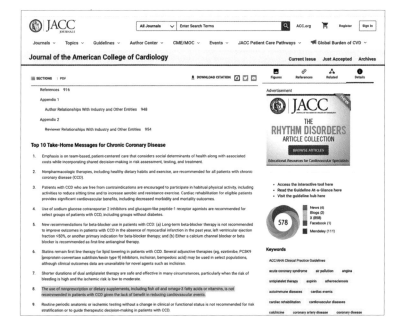

8. 해당 기사에서 이 내용을 다루고 있으며, 법률 통과 원본 링크는 스페인어로 적혀 있어서 기사로 처리했습니다.

Justin Taylor, 「Chile Banishes Cartoon Mascots from Supermarket Shelves」,New York City Food Policy Center, 2018.02.20.

링크: https://www.nycfoodpolicy.org/chile-banishes-cartoon-mascots-supermarket-shelves/

참고: 아래 링크는 칠레 법률 통과 원본입니다.

https://www.bcn.cl/leychile/navegar?idNorma=1041570&idVersion=2015-11-13

Justin Taylor, 「Chile Banishes Cartoon Mascots from Supermarket Shelves」, New York City Food Policy Center, 2018.02.20.

9. 중간 크기 사과 하나(250g)의 총 식이섬유는 1.8g x 2.5 = 4.5g

식품군	식품명	출처	총식이섬유
과일류	사과, 생것	농진청('20)	1.8g

출처: 국립농업과학원,『국가표준식품성분 DB 10.2』, 2010

첨부: 5. 식품성분표(10개정판)

링크: https://koreanfood.rda.go.kr/kfi/fct/fctIntro/list?menuId=PS03562#

성인 남자(19-29 기준)는 하루 30g, 여자는 하루 20g의 식이섬유 섭취를 권하고 있습니다. 질병관리청,「건강체중을 위한 식이조절」

링크: https://health.kdca.go.kr/healthinfo/biz/health/gnrlzHealthInfo/gnrlzHealthInfo/gnrlzHealthInfoView.do?cntnts_sn=5863

10. 세계보건기구 WHO도 1일 칼로리의 55~75%를 탄수화물로 섭취할 것을 권고한다.

탄수화물(starch) 권장량

World Health Organization, 『WHO Technical Report Series 916』, 「DIET, NUTRITION AND THE PREVENTION OF CHRONIC DISEASES」, 2003, p.56

Table 6
Ranges of population nutrient intake goals

Dietary factor	Goal (% of total energy, unless otherwise stated)
Total fat	15-30%
Saturated fatty acids	<10%
Polyunsaturated fatty acids (PUFAs)	6-10%
n-6 Polyunsaturated fatty acids (PUFAs)	5-8%
n-3 Polyunsaturated fatty acids (PUFAs)	1-2%
Trans fatty acids	<1%
Monounsaturated fatty acids (MUFAs)	By difference[a]
Total carbohydrate	55-75%[b]
Free sugars[c]	<10%
Protein	10-15%[d]
Cholesterol	<300 mg per day
Sodium chloride (sodium)[e]	<5 g per day (<2 g per day)
Fruits and vegetables	≥400 g per day
Total dietary fibre	From foods[f]
Non-starch polysaccharides (NSP)	From foods[f]

[a] This is calculated as: total fat – (saturated fatty acids + polyunsaturated fatty acids + trans fatty acids).
[b] The percentage of total energy available after taking into account that consumed as protein and fat, hence the wide range.
[c] The term "free sugars" refers to all monosaccharides and disaccharides added to foods by the manufacturer, cook or consumer, plus sugars naturally present in honey, syrups and fruit juices.
[d] The suggested range should be seen in the light of the Joint WHO/FAO/UNU Expert Consultation on Protein and Amino Acid Requirements in Human Nutrition, held in Geneva from 9 to 16 April 2002 (2).
[e] Salt should be iodized appropriately (6). The need to adjust salt iodization, depending on observed sodium intake and surveillance of iodine status of the population, should be recognized.
[f] See page 58, under "Non-starch polysaccharides".

chapter **4**

11. Diabetes Care(2015) 2015년 당뇨병 학회지의 연구 결과

12. 다이옥신 노출

WHO에 따르면, 다이옥신 노출의 90% 이상이 식품을 통해 이루어지며, 주요 원인은 육류, 유제품, 생선 및 어패류입니다. 이는 해양 생태계뿐만 아니라 육상 생태계에서도 다이옥신이 광범위하게 퍼져 있다고 말합니다.

링크: https://www.who.int/news-room/fact-sheets/detail/dioxins-and-their-effects-on-human-health

chapter **5**

13. 2007, 12/1 <식품위생법 시행규칙>

14. 대한민국 정책브리핑(www.korea.kr)

15. 인슐린 지수 (오른쪽 페이지 참고)

채소과일식의 정석

TABLE 1
Macronutrient composition, calculated glycemic load (GL), and food insulin index (FII) values for the test meals and the reference white bread[1]

Food categories	Serving size	Energy	Portion of energy	Protein	Fat	Fiber	AvCHO	GI	GL	FII
	g	kJ	%	g	g	g	g			
White bread[2]	193	2000	100	19.4	4.8	3.8	93.4	70	65	100
Group 1 meals										
Breakfast meals										
M1										
Grain bread[3]	77.7	786	39.3	12.0	5.4	4.2	23.2	36	—	71
Peanut butter[4]	25.0	668	33.4	5.8	13.4	2.9	4.4	14	—	15
Full-fat milk[5]	200	546	27.3	6.8	7.2	0.0	9.6	31	—	33
Total meal	302.7	2000	100	24.6	26.0	7.1	37.2	32	12	42
M2										
Honeydew melon	100	140	7	0.7	0.3	1.0	6.5	62	—	127
Banana	98	353	17.7	1.7	0.1	2.2	19.6	52	—	81
Yogurt[6]	300	1167	58.3	15.9	2.7	0.0	44.1	31	—	115
Apple juice[7]	200	340	17	0.2	0.0	0.0	20.2	39	—	64
Total meal	698	2000	100	18.5	3.1	3.2	90.4	40	36	101
Snacks										
M3										
Walnuts[8]	44	1276	63.8	7.2	29.6	4.0	1.6	N/A[9]	—	7
Raisins[10]	28.3	396	19.8	0.7	0.1	1.2	22.6	64	—	42
Carrot juice[11]	250	328	16.4	2.0	0.3	0.8	13.5	47	—	56
Total meal	322.3	2000	100	9.9	30.0	6.0	37.7	55	21	22
M4										
Raspberry jam[12]	30	351	17.6	0.0	0.0	0.0	20.4	51	—	85
Croissant	85	1304	65.2	7.1	15.0	0.0	36.4	67	—	79
Ice tea[13]	214	345	17.2	0.0	0.0	0.0	20.6	59	—	95
Total meal	329	2000	100	7.1	15.0	0.0	77.4	61	47	83
Lunch meals										
M5										
Roast chicken	75	662	33.1	20.2	8.6	0.0	0.0	N/A	—	23
Avocado	40	356	17.8	0.8	9.0	0.6	0.2	N/A	—	6
Grain bread	97.1	982	49.1	15.1	6.8	5.3	28.9	36	—	71
Total meal	212.1	2000	100	36.1	24.4	5.9	29.1	36	10	44
Dinner meals										
M6										
Tuna[14]	110	815	40.8	19.6	12.3	0.0	1.8	N/A	—	22
White rice[15]	221.7	981	49.0	4.3	0.0	0.0	52.4	75	—	79
Corn[16]	45	204	10.2	1.3	0.7	0.0	8.7	47	—	53
Total meal	376.7	2000	100	25.2	13	0.0	62.9	69	43	53
Group 2 meals										
Breakfast meals										
M7										
All-Bran cereal[17]	245	1500	75	17.2	4.6	21.2	61.0	30	—	32
Apple juice	294	500	25	0.3	0.0	0.0	29.7	39	—	64
Total meal	539	2000	100	17.5	4.6	21.2	90.7	33	30	40
M8										
Poached eggs	159	1000	50	19.6	17.8	0.0	0.5	N/A	—	31
Whole-meal bread[18]	101	1000	50	7.6	2.6	6.6	38.9	68	—	96

Food insulin index: physiologic basis for predicting insulin demand evoked by composite meal

주석: The American Journal of Clinical NutritionVol. 90Issue 4p986-992Published in issue: October, 2009

Jiansong BaoVanessa de JongFiona AtkinsonPeter PetoczJennie C Brand-Miller
https://www.kasl.org/bbs/index.html?code=guide&category=&gubun=&idx=&page=1&number=4630&mode=view&order=&sort=&key=

현대인의 건강을 지키는 최고의 선택, 채소과일식

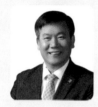

권선복 도서출판 행복에너지 대표이사

    현대인들의 식생활은 매우 기형적입니다. 과거 사람들이 겪었던 '없어서 못 먹는' 경험은 많은 부분 사라졌지만 자본주의적 논리로 운영되는 식품시장의 마케팅, 1인 가구의 발달, 라이프스타일의 변화 등으로 인하여 가공식품의 소비가 급증하면서 오히려 영양 공급의 불균형을 유발하며 사회적 문제가 되고 있습니다. 소비와 이윤을 늘리기 위해 식품의 영양보다는 맛있어 보이는 외관, 자극적인 맛에 치중한 음식들이 시장의 주류를 차지하고, 바쁜 일상에 치여 식생활에 신경 쓰기 어려운 현대인들은 이런 음식에 쉽게 길들여집니다. 하지만 이러한 문제의식에 공감한다고 해도 눈코 뜰 새 없이 바쁜 현대사회에서 건강한 식사를 찾아서 하기란 쉬운 일이 아닙니다.

    이 책 『채소과일식의 정석』은 이러한 현대인들에게 영양 균형과 건강을 지킬 수 있는 최고의 방법으로 가공되지 않은 원물 식재료의 순수한 영양소를 섭취할 수 있는 채소과일식을 제안합니다. 책의 골자는 '인체에 완벽한 영양을 공급하는 최고의 방법은 미량영양소를 파괴하는 가공 없이 자연에서 나온 그대로의 채소와 과일을 섭취하는 것'으로 요약됩니다. 또한 저자는 현대인을 괴롭히는 비만, 고혈압, 동맥경화, 당뇨병 등의 대사질환은 우리의 상식과는 다르게 지방이나 칼로리 등을 섭취해서 생기는 문제가 아니며 지나친 식품가공으로 인해 식품의 미량영양소가 파괴되어 우리 몸의 시스템이 무너졌기 때문이라는 주장을 펼칩니다.

특히 이 책이 제안하고 있는 '채소과일식'은 많은 시간과 노력을 요구하거나, 다이어트 및 단식처럼 본능적인 식욕을 억누르는 과정을 요구하지 않고 '하루 한 끼만이라도 순수한 채소와 과일만으로 식사를 하라'는 간단한 실천을 골자로 하고 있어 바쁜 현대인들에게 큰 도움이 될 수 있을 것으로 생각됩니다.

오랜 세월 채소과일식을 실천하면서 좋은 효과를 체험한 바 있는 정혜림 저자가 세계 각국 영양 전문가들의 현대 식생활 분석과 관련 연구를 기반으로 하여 출간한 『채소과일식의 정석』이 독자분들께 건강과 행복에너지를 팡팡팡 불어넣어 주기를 기원합니다.

Note

Note

'행복에너지'의 해피 대한민국 프로젝트!

〈모교 책 보내기 운동〉〈군부대 책 보내기 운동〉

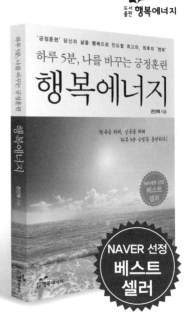

한 권의 책은 한 사람의 인생을 바꾸는 힘을 가지고 있습니다. 한 사람의 인생이 바뀌면 한 나라의 국운이 바뀝니다. 그럼에도 불구하고 많은 학교의 도서관이 가난하며 나라를 지키는 군인들은 사회와 단절되어 자기계발을 하기 어렵습니다. 저희 행복에너지에서는 베스트셀러와 각종 기관에서 우수도서로 선정된 도서를 중심으로 〈모교 책 보내기 운동〉과 〈군부대 책 보내기 운동〉을 펼치고 있습니다. 책을 제공해 주시면 수요기관에서 감사장과 함께 기부금 영수증을 받을 수 있어 좋은 일에 따르는 적절한 세액 공제의 혜택도 뒤따르게 됩니다. 대한민국의 미래, 젊은이들에게 좋은 책을 보내주십시오. 독자 여러분의 자랑스러운 모교와 군부대에 보내진 한 권의 책은 더 크게 성장할 대한민국의 발판이 될 것입니다.

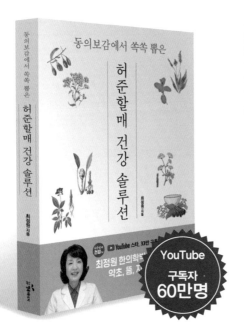

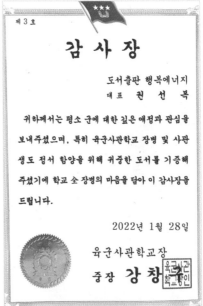